AF744645

De la médecine en général
à la psychiatrie en particulier en Algérie :
un échec programmé ?

Psycho - logiques

Collection fondée par Philippe Brenot
et dirigée par Joël Bernat

Sans exclusives ni frontières, les logiques président au fonctionnement psychique comme à la vie relationnelle. Toutes les pratiques, toutes les écoles ont leur place dans Psycho - logiques.

Dernières parutions

Nicole CATHELINE, *L'enfant et la médecine. Une histoire de la pédopsychiatrie (XIXe-XXe siècle)*, 2021.
Marco ISAIA, *L'autobiographie criminelle ou la plainte d'Antigone. Réflexion entre la parole du sujet détenu et l'écriture autobiographique*, 2021.
Damien COLLARD, *Gériatrie : carrefour des souffrances. Une approche par la psychodynamique du travail,* 2021.
Henryka LESNIEWSKA, *Quand la musique soigne Alzheimer. Créer et animer des ateliers de musicothérapie,* 2021.
Ivan RAÇA, *Sport et troubles du comportement alimentaire. La rage au ventre*, 2021.
Karine DENZA, *Le double déni de grossesse. Corps, psyché et gestation*, 2021.
Patrick Ange RAOULT, *L'identité nouvelle du psychologue. Positionnement clinique paradoxal*, 2020.
Pierre DELMAS, *Le coup de foudre et ses diverses manifestations*, 2020
Christian GAUFFER, *Les dessous des violences conjugales*, 2020.
Pierre LEGRAND, *Anti-manuel de psychiatrie*, 2020.
Pascale CASTRO-BELLOC, *Le pervers narcissique et ses masques. Le mythe, son cheval de Troie*, 2020.
Cécile WYLER (dir.), *La thérapie par la ChoZif' ou l'art de mettre en scène l'inconscient*, 2020.
Anna CURIR, Fernando DE FELICE, *De la science-fiction à la science*, 2020.

Abdelkader BENARAB

De la médecine en général
à la psychiatrie en particulier
en Algérie :
un échec programmé ?

L'Harmattan

Du même auteur, chez le même éditeur

Les Voix de l'exil, L'Harmattan, 1996, Préface de Jean Bessières.

Les Mots, L'Harmattan, 1997

La Bataille de Sétif, Paris, L'Harmattan, 2011

Islam et immigration, L'Harmattan, 2013, Préface de Paul Balta.

Colonialisme et résistance, Anthropologie africaine et littérature afro-américaine, éd. L'Harmattan, 2017, préface de Lilyan Kesteloot

D'autres éditeurs

Maghrébins de France : De 1960 à nos jours, la naissance d'une communauté.

Toulouse, éd. Privat, 2004 (ouvrage collectif). Présélection du 37e Prix de l'amitié franco-arabe
Frantz Fanon : L'Homme de rupture, Paris, éd. Alfabarre, 2010, préface de Lilyan Kesteloot.

© L'Harmattan, 2021
5-7, rue de l'École-Polytechnique, 75005 Paris

www.editions-harmattan.fr

ISBN : 978-2-343-23255-3
EAN : 9782343232553

« *C'est par mon cœur que je suis ce que je suis* ». **Pestalozzi**

"On reconnaît le degré de civilisation d'un peuple à la manière dont il traite ses animaux." **Mahatma Gandhi**

"Science sans conscience n'est que ruine de l'âme." **Rabelais**

REMERCIEMENTS PARTICULIERS

À Monsieur le Professeur M.L. Alouani, chef de service de psychiatrie Ain Abbassa Sétif, pour sa collaboration précieuse, sa disponibilité et son aide qui m'ont permis de réaliser ce travail dans les meilleures conditions.

À Mme la Professeure Martine Mazza, qui a accepté de relire mon manuscrit en y consacrant tout son temps et à qui je tiens à exprimer ici ma reconnaissance.

SOMMAIRE

INTRODUCTION GÉNÉRALE

En abordant ce grand sujet qu'est la pratique de la médecine en Algérie et la psychiatrie en particulier, ce n'est ni par une fixation sur la profession ni pour une dénonciation partiale de cette discipline. Ce n'est encore moins pour stigmatiser une corporation dont l'exercice de la profession s'annonce parfois difficile. Je rends hommage ici aux nombreux praticiens dont le dévouement et la compétence n'ont d'égal que leur intérêt pour le malade et leur souci d'améliorer les conditions de soins. Ceux-là sont malheureusement peu nombreux, noyés dans le courant d'une médecine mercantiliste. Ceux-là encore demeurent fidèles à l'optique politique d'une Algérie, jadis citée en exemple dans le monde, pour son système égalitaire d'accès à la gratuité des soins et de l'éducation.

Cette étude est un constat global et une analyse objective de la situation médicale, à partir d'observations et d'enquêtes. Les recherches menées sur le terrain sont très difficiles à réaliser, et les informations récoltées sont toujours parcimonieuses. Les collaborations pour connaitre la prévalence et la situation épidémiologique sont soumises à un arsenal d'autorisations administratives décourageant. Cette profession autrefois respectable au sens de la dignité humaine se transforme de jour en jour en une véritable activité rentable, prenant un virage lucratif inacceptable. De cette soif de profit sont nés un pouvoir d'argent et une autorité médicale dans le non respect des règles et des personnes humaines, qui ont modifié le rôle du soignant pour le limiter à un strict énoncé prescriptif, distributeur d'ordres, d'ordonnances et de gélules chimiques[1] A partir de ce rapport d'autorité : médecin/malade, s'est structuré

---

[1] « Médecine et affairisme en Algérie », Réflexion, (Algérie) 03/01/2017 puis in Médiapart, 4/1/2017.

un schéma relationnel dont le support demeure l'assignation du patient à l'infériorité objective : sa vulnérabilité pathologique le rend faible et mineur aux yeux du médecin, ce qui exalte l'emprise de ce dernier jusqu'à la condescendance et le paternalisme, grisé par le rôle qu'il s'attribue de guérisseur bienfaiteur. Ceci a accru, au cours des années, les excès de son pouvoir et favorisé la dénégation de la singularité souffrante, comme nous allons l'expliciter ci-après et montrer que l'humanisme en médecine n'est pas toujours la qualité maitresse.

CHAPITRE 1
PRATIQUE MÉDICALE EN ALGÉRIE

Cette étude s'inspire d'une expérience menée auprès de quatre patients souffrant de troubles psychiques, dans un établissement psychiatrique en Algérie. Nous n'avons pas jugé utile de publier les résultats de leurs entretiens. Nous avons privilégié les conditions de la pratique médicale, l'attitude des pourvoyeurs de soins, la nature de leurs rapports aux malades, ainsi que la typologie des pathologies et leur traitement. Ce qui a suffi pour dégager un certain nombre d'observations et pour en faire une analyse. Nous verrons que le rapport médecin/patient a une assise sociale qui ne connait d'autres relations humaines que celle l'argent sonnant.

Cette expérience s'est déroulée dans la région de Sétif. Mais je pense, sans notable défaillance, qu'elle pourrait être extrapolable à toute l'Algérie. Evidemment il existe des médecins consciencieux au service de leurs malades. Ils sont d'une facture morale et scientifique élevée. C'est tout en leur honneur. Ce qui n'est pas le cas de la majorité dont j'analyserai ici les faits et gestes au quotidien dans l'exercice de leur profession.

En collaboration avec un professeur de psychiatrie, nous avons entrepris une série de longs entretiens avec ces malades. Parmi eux, certains ont préféré s'exprimer par écrit. L'anamnèse a été conduite en trois temps. Un premier face à face avec le patient, un deuxième entretien élargi à l'équipe chargée du suivi médical, et le troisième moment, en présence des membres de leur famille. Le travail a été mené sur cette base, avec les quatre patients pris en charge par notre équipe, et mis dans une situation favorable et peu ordinaire, du fait qu'on leur a accordé plus de disponibilité qu'ils n'en recevaient d'habitude, et qu'on les a mis à l'aise. Outre les résultats d'examens, ce qui m'a surtout interpellé, lors de cette expérience, est l'exercice de la psychiatrie elle-même, en tant que discipline de l'esprit et de l'âme, en rapport avec le soma, dans une formidable intrication biopsychologique.

Notons que cette démarche thérapeutique, en deçà de toute curiosité et intérêt heuristique, ne se prévaut d'aucun mérite particulier, sinon d'avoir l'avantage d'être une première dans cette institution hospitalière. Les moyens qui ont aidé à sa réalisation sont exceptionnels, comme le seront les conditions de son déroulement. Expérience donc difficilement généralisable, pour deux raisons : d'abord, les patients sont trop nombreux, la moyenne quotidienne des consultations variant entre 30 et 40 malades par consultant ; ensuite le personnel, et l'ensemble des praticiens, ne bénéficient pas d'une formation appropriée, adaptée aux circonstances de la gestion curative. Nous pouvons ajouter une cause fondamentale et institutionnelle : celle de la relégation du discours subjectif et des processus sociaux.

À l'avenir, il faudra donc insister sur la nécessité de mettre en place un programme de formation modulaire, qui intègrera principalement au moins deux unités d'enseignement, avec des contenus disciplinaires comme la philosophie et l'anthropologie médicale. Cet apprentissage viendra en complément de la formation psychiatrique de base, qu'il complètera et modifiera dans ses approches curatives, et dans ses orientations prophylactiques, par l'intérêt d'une prise en charge de la double dimension, subjective et micro culturelle, liée à l'environnement d'origine du sujet malade.

De surcroit, ce séjour expérimental m'a permis de dégager un constat global concernant la matière psychiatrique d'une manière générale, avec une saillance dans le champ pratique de la médecine en Algérie. Dans l'histoire de la culture médicale algérienne, le médecin bénéficie d'un éclat particulier, dû au prestige de son rôle mythique de « sauveur/guérisseur » gravé dans l'inconscient collectif, et entretenu par une représentation générale, dans une société où règne encore une grande part d'ignorance. La relation praticien/patient contaminée par ce rapport de force, et imposée par l'élite médicale autoproclamée, favorise autoritairement cette corporation et conforte son paternalisme. Cette attitude affligeante n'est pas limitée seulement au terrain psychiatrique, mais à l'ensemble du champ médical, à quelques rares exceptions près. Loin de servir le bien être du malade, cette négation pénalisante pour l'altérité pathologique constitue un aveu d'invalidité, un déni des formes de sa singularité et une injonction explicitement réductrice de sa liberté. La mutualité d'égards au sein d'une coopération médecin/malade, sur la base d'un protocole déontologique faisant défaut, réduit ainsi le patient à l'obéissance, le démunit de son accès à l'information sur son corps et sa pathologie, et le rend toujours plus soumis à la décision condescendante du praticien, sans possibilité de recours. Neutralisation paradoxale de la normalisation intersubjective, transformation de la finalité thérapeutique en abstraction, et thérapie en mode de pouvoir technico-instrumental. Ce biais relationnel, survivance d'un passé renaissant, nuit au fonctionnement et à l'évolution de la médecine dans son ensemble. En psychiatrie, où la participation du malade est supposée être plus « active » qu'en médecine générale, ce dernier n'est *(a)perçu* que par le seuil de sa filiation, réclamée à son arrivée au bureau des entrées pour figurer sur les registres anonymes de l'asile. C'est le seul moment où sa parole est entendue pour résonner dans le *no man's land* labyrinthique des thérapies tâtonnantes. Alors, des rapports violents régissent régulièrement le lien désunissant des soignants avec les malades. Les premiers ont du mal à se défausser de leurs comportements pénalisants, ceux-là à se libérer de leur soumission. Ces derniers ne pouvant affronter la doxa dominante, adoptent une position de retrait, sans aucun pouvoir de défense, ni recours à la plainte. Le malade est démuni de ressources interprétatives et de contenus communicables ; ne sachant pas exprimer ses maux, incapable de produire un savoir face au discours médicalisé, il est victime de l'injustice épistémique (Fricker, 2007). C'est une diminution du sujet aliéné dont la parole n'est pas crédible, car jugé à travers l'étiquetage psychiatrique et l'étrangeté de son attribut social.

Dans ce contexte où l'exercice de la médecine est mis à rude épreuve, un autre facteur participe de cette anomie généralisée. Il s'agit de conflits d'autorité entre praticiens dans les services, où la préoccupante question de la chefferie affecte la qualité des soins, prenant ainsi en otage les malades. Les chefs de service autoproclamés, sans mérite de publications, ni efforts de recherches scientifiques sont au demeurant inamovibles. Les titulaires défendent les intérêts liés au poste, s'y maintenant a*d vitam æternam*. Les jeunes recrues n'ont donc aucune possibilité de promotion. Il n'est pas rare non plus d'assister à des cas de mauvais traitements des malades par les soignants, notamment dans les services de maternité.[2]

L'exercice de l'unilatéralisme médical en Algérie se traduit par l'imprescriptibilité coercitive, objectivée par la PRESCRIPTION, comme pouvoir absolu au service du médecin démiurge. Une situation difficile qu'on peut résumer par la justesse de cette remarque d'un médecin

[2] On peut consulter les exemples de ces dépassements dans la presse nationale. Cf. par exemple El Watan du 02 mai 2018.

anglais : « *Prescrire (...) est le moyen le plus rapide de mettre fin à une consultation...* »[3]

Cette défaillance m'a amené à réfléchir d'un point de vue critique, sur les traitements et sur l'évolution de la conception de la maladie mentale d'une façon globale. Il s'agit ici de passer en revue la pratique psychiatrique, et ses conditions de naissance, en terre chrétienne et dans le monde islamique. Une discipline qui connait des résistances jusque dans les milieux scientifiques, mais aussi chez les malades eux-mêmes. Ces difficultés sont liées à l'exercice de sa pratique, à ses orientations, à ses limites intellectuelles, à l'exclusivité neuroleptique et souvent à l'absence de pathologie physiologique reconnue.

---

[3] Cité par Zarifian. On peut voir : Le rapport rédigé par Édouard Zarifian, psychiatre hospitalo-universitaire à Caen, à l'issue de sa "mission générale concernant la prescription et l'utilisation des médicaments psychotropes en France" (commandée par Simone Veil et Philippe Douste-Blazy en 1995).

CHAPITRE 2
MÉDECINE ET HÔPITAUX

> « *Hier, je demandai à un homme insensé de compter les imbéciles parmi nous. Il rit, disant : « C'est là besogne trop malaisée et bien trop longue. Ne vaudrait-il pas mieux ne compter que les sages ?* »
>
> **Khalil Gibran**

Mon souhait initial était de présenter d'abord la genèse et l'évolution de la médecine psychique telle qu'elle se pratiquait au Moyen Age dans l'aire islamique et ensuite en Europe, et jusqu'aux temps modernes. Deux raisons ont infléchi le cours de ma recherche : d'abord la documentation écrite en langue française est limitée et parcimonieuse ; ensuite l'historiographie médicale sur le Moyen Age est traitée exclusivement de manière eurocentriste, ignorant toute altérité. « *C'est à l'Allemagne, nous dit Lucien Leclerc, historien et médecin du 19ème siècle, qu'il faut s'adresser pour avoir des idées correctes sur l'histoire de la médecine arabe* »[4]. L'Histoire témoignera que la connaissance et le savoir en matière de traitement médical, qu'ils aient été mésopotamien, perse, égyptien, chinois, indou et plus récemment arabe, ont été totalement enjambés, et exclusivement inscrits à l'histoire médicale du panthéon grec. Ceci après que ce savoir global ait servi de socle épistémologique à la recherche médicale post renaissance. Par exemple dans le traitement des maladies psychiques, la perspective ayurvédique ne dissocie pas le somatique

[4] L. Leclerc, Histoire de la médecine arabe, 2 vol., Paris, 1876.

des phénomènes psychiques, et suggère l'équilibre humoral comme facteur de l'hygiène mentale. Dans la psychothérapie millénaire chinoise, le premier contact thérapeutique est le langage du cœur avec le patient. L'acte inaugural dans la gestion psychique est l'écoute, qui donne la préséance au « dire », à la compréhension et au ressenti. Vers les débuts du VIIIème siècle, le savoir islamique a opéré une rupture épistémologique en matière médicale, en établissant de nouveaux paradigmes de connaissances dans le traitement des maladies, en conceptualisant les données du champ expérimental et l'observation méthodique[5]. D'où le besoin de créer des structures destinées au traitement des maladies : les mâristâns.[6] L'histoire de la médecine précise que ce sont là les premiers hôpitaux connus dans le monde. Quelque dix siècles plus tard nous assistons à la naissance en Europe de l'hôpital au sens moderne, avec la mise en place de la médicalisation sur le modèle des Mâristâns qui en constituent la matrice et la référence scientifique. Jusqu'à la fin du XVIIIème siècle, la notion de santé

[5] Une riche et abondante bibliographie est disponible en langue anglaise. Consulter par exemple https://www.encyclopedia.com/. De nombreuses références encyclopédiques en ligne Free Online Encyclopedia. Sur la question de la médecine psychique dans l'islam, l'ensemble des références sont fournies en langue anglaise, ce qui n'a pas d'équivalent en français. Pour l'historien de la médecine il est impératif de consulter la documentation en anglais pour plus d'objectivité.

[6] Le terme « bīmāristān », ou « māristān », est un emprunt au persan ; il désigne un établissement hospitalier pour les malades dont on espère la guérison. Le problème de l'origine du bīmāristān n'est pas résolu. Le calife umayyade al-Walīd (705-710) passe dans la tradition pour avoir été le premier à bâtir un bīmāristān en Islam, à y avoir nommé des médecins et à leur avoir alloué un traitement. En fait, c'est sous le règne de Hārūn al-Rashīd (786-809) qu'est créé, à Bagdad le premier bīmāristān ». Nikita Elisséeff, « bīmāristānou māristān », EncyclopædiaUniversalis [en ligne].

publique n'était pas encore assez connue en Europe. Les soins étaient organisés sous l'autorité de l'Église, qui assure les œuvres de charité et d'assistance publique. L'aumônier Saint Vincent de Paul est l'un des premiers convertis à la cause médicale. « *Selon le docteur Gaston Parturier, il a lui-même étudié la médecine pendant deux ans auprès d'un médecin arabe éminent, et pratiqué comme médecin de campagne et médecin d'hôpital* ». (...) « *Le but poursuivi semble toutefois difficile à atteindre. Destinés à soigner, les établissements de santé continuent néanmoins à exercer leur traditionnelle fonction d'assistance et de contrôle social. Les hôpitaux se peuplent rapidement d'une foule bigarrée où se mêlent incurables et vagabonds, vieillards et enfants, malades et bien-portants.* »[7]

Dès le XVIIème siècle on désignait improprement des espaces de confinement comme étant des hôpitaux : « *L'hôpital général de Paris est un des établissements célèbres du règne de Louis XIV, auquel le dessein en fut inspiré par deux motifs également dignes d'un souverain. Savoir que les pauvres invalides de la capitale, trouvassent dans une maison fondée, les secours contre l'indigence et les infirmités ; et qu'il eût à Paris un lieu où l'on renfermât, par forme de correction, les personnes qui, en état de subsister du produit de leur travail, se porteraient cependant à mendier par des raisons de fainéantise ou de libertinage.* »[8]

Comme on peut le constater, ces établissements envahis par les vagabonds, les prostituées et les mendiants, n'avaient aucun caractère de santé publique mais plutôt un fondement carcéral. À la fin du XVIIIème siècle, en France,

---

[7] Histoire de l'éthique médicale et infirmière, G. Durand, A. Duplantie, Y. Laroche, D. Laudy, Les Presses Universitaires de Montréal, 2000, p.149.

[8] Code de l'hôpital général de Paris, 1786, imprimeur du Roi.

l'hôpital ne s'apparentait pas encore à l'idée médicale, il constituait toujours un lieu de charité et de répression. Mais l'idée de l'hospice est importante pour au moins deux raisons. Elle circonscrit le malade ou le fou en général dans un espace désigné en mettant un terme à sa longue errance, ensuite elle lui assigne un statut épistémologique par son intégration dans le savoir statistique et économique. Néanmoins le statut de maladie concernant la folie ne se verra reconnaitre que bien plus tard.

L'exemple du Bîmâristân au Moyen Orient, au Maroc et en Andalousie, œuvre de savants musulmans n'avait pas ici d'équivalent. La découverte des maladies mentales a précédé les lieux de soins. Ceci confirme l'idée que l'absence de structures, pour les soins mentaux en Europe, prouve bien que cette discipline était balbutiante à ses débuts, mais vulgarisée sous sa forme démonologique. La mutation opérée consistant à faire passer la folie de son statut maléfique à la forme médicale est une avancée récente. Même si on a tendance à occulter les sources historiques qui ont influencé cette soudaine « découverte psychiatrique », l'objectivité historique ne peut nier ce lien organique entre la science européenne et le rayonnement de la cité médicale islamique. Cette volonté de néantisation historique est née d'une représentation affective et réductionniste des historiens qui voyaient déjà l'islam comme un dangereux concurrent, surtout à ses débuts dans son ascension fulgurante. Les rapports avec l'Europe n'étaient pas pacifiques. Les conflits étaient durables sur fond de rivalités religieuses et territoriales. Quel intérêt alors avaient-ils ces Musulmans à vouloir transmettre naïvement à leurs ennemis un savoir qu'ils maitrisaient et qui leur a permis de conquérir une bonne partie de la planète ? La plupart des Européens étaient en plein déclin et vivaient sous la double contrainte du sceptre et de la croix. Le fait que l'Islam avait ouvert le chemin des Lumières à l'Europe seulement par la voie de cette transmission, est une lecture biaisée et un parti pris idéologique qui a gauchi la vérité historique. Les Musulmans : « *n'ont utilisé les savoirs des Anciens que pour leur propre compte. Ils n'avaient aucune intention d'ouvrir la voie à la science occidentale.* »[9]

En même temps, pour marginaliser les autres civilisations et diminuer leur importance, la passion de l'historien semble vouloir l'emporter sur l'objectivité et l'honnêteté de l'analyse. « *Ces perspectives font apparaître les excès apologétiques des discours des modernes qui construisaient un Hippocrate capable de jeter un œil « chaste » de toute théorie sur les « faits » pathologiques.* » (…) « *L'image d'un Hippocrate inventeur et maître de l'observation clinique, forgée par une certaine histoire moderne de la médecine voulant trouver son origine chez les Grecs, est trompeuse.* »[10]

La science islamique est l'un des principaux vecteurs de la modernité où s'inscrit la genèse de la formation de l'esprit scientifique en Europe. Cette logique s'apparente à un continuum historique, dans le creuset de rencontre des idées et des hommes. Rachid Aous, historien des idées, dira : « *Le contenu en question réside dans l'affirmation réductionniste que colportent la plupart des médias, soutenant l'idée selon laquelle l'Europe est de tradition culturelle exclusive « judéo-chrétienne », sachant que les non-dits se dissimulant dans ces discours visent*

---

[9] Les Grecs, les Arabes et Nous. Enquête sur l'islamophobie savante, par Philippe Bourmaud, dans Histoire et missions chrétiennes 2010/2, n° 14.

[10] « Hippocrate a-t-il inventé la médecine d'observation ? » 11/2018 par Vivien Longhi, in Cahiers Mondes Anciens.

clairement à nier tout emprunt à la civilisation arabo-musulmane. »[11]

Des grandes villes comme Baghdâd, Damas, Alep, Fès, le Caire, et bien d'autres, connurent donc les premiers hôpitaux psychiatriques. *« L'idée d'un hôpital, comme structure exclusivement dédiée à l'assistance clinique et thérapeutique ainsi qu'à l'enseignement et à la divulgation des sciences médicales, constitue l'une des principales réalisations de la société islamique du Moyen Age. Selon la majorité des historiens, le premier véritable hôpital, au sens moderne du terme, a été édifié, autour de l'année 805, dans le royaume d'Haroun-al-Raschid, le vizir de Baghdâd. Par la suite, de nombreux hôpitaux ont vu le jour dans différentes parties du monde islamique au Moyen Age.* »[12] D'illustres médecins se distinguèrent par l'immensité de leur savoir théorique et une précision clinique étonnante. Ainsi, le début d'une psychiatrie assez tardive en Europe ne pouvait ignorer ce grand héritage scientifique. Les premiers aliénistes français et anglais ont bénéficié largement de ces apports.

Il est surprenant qu'un philosophe comme Michel Foucault, qui a le mieux appondit l'histoire de la psychiatrie depuis le Moyen Âge, n'ait pas du tout fait mention de la psychiatrie arabe, qui a pourtant connu à cette période son âge d'or. Il insiste sur les travaux de Pinel et d'Esquirol, pour un traitement moral de la maladie mentale et sur la dépsychiatrisation du pouvoir médical et ses effets sur l'asile, sans rappeler ni élargir ce point de vue à ces véritables débuts, comme si leurs travaux consistaient en des « inventions » *ex nihilo* dénouant une situation inédite et désespérée. Or, d'autres études

---

[11] Rachid Aous, Hermes 2017/1, n° 7.

[12] Internement et Traitement de la Maladie Mentale au Moyen Âge islamiste : l'exemple des Bîmâristâns au Maroc et en Syrie, Gorini et al, 2004. Antropo, 7, 99-104.

historiques montrent que le fonctionnement des maladies psychiques et leurs différents traitements, était déjà pratiqué depuis bien longtemps et que cette caractérisation « humaniste » remonte au Moyen Age ; ce qui disqualifie la thèse de la paternité de ce traitement humain attribué exclusivement à la psychiatrie moderne, autour des figures de ses promoteurs Esquirol et Pinel. :

« *On trouve des bîmâristâns fixes et ambulatoires, ces derniers étant nécessaires lors des mouvements de foule comme les guerres ou les pèlerinages.(...). Les bîmâristâns sont souvent construits au cœur de la ville, avec une architecture commune. Une cour rectangulaire avec un bassin est entourée d'un bâtiment central avec des ailes pour les cours, des magasins, une cuisine, une pharmacie et des latrines. Les bîmâristâns sont mixtes, mais les hommes et les femmes sont séparés, ainsi que des femmes médecins. Les patients sont accueillis sans distinction d'origine ou de religion. Les médecins examinent les malades chaque matin, font préparer les remèdes et surveillent les régimes alimentaires. Ils assurent également un enseignement aux jeunes étudiants en médecine « au lit du malade ». Un diplôme de fin d'études permet de certifier les connaissances acquises. Les étudiants préparent aussi une thèse pour se spécialiser dans un domaine .Les infirmiers sont qualifiés. Quant à la nourriture, elle est bonne et copieuse, et les locaux sont chauffés l'hiver* »[13].

Pour s'en convaincre, il est utile de rappeler l'impressionnant recueil du célèbre médecin Ibn Abi

---

[13] Histoire de la maladie mentale dans le Moyen-Orient médiéval Ali Amad, P. Thomas, in https://hal.archives-ouvertes.fr/hal-00771587 Submitted on 9 Jan 2013). Ou l'ouvrage de : Cloarec F. Bîmâristâns, lieux de folie et de sagesse : La folie et ses traitements dans les hôpitaux médiévaux au Moyen-Orient. Paris: L'Harmattan, 2000.

Usaybia, auteur de près d'un demi-millier de biographies de médecins, intitulé : *U'youn al anba fi tabaqat al atibba*, (Sources *d'informations sur les classes de médecins*), précieux outil pour comprendre l'étendue du progrès de la médecine dans l'Islam. C'est une somme prodigieuse d'ouvrages sur la psychiatrie, la psychothérapie et différentes autres spécialités. À noter que ce savant a traduit du sanscrit le livre du premier chirurgien plasticien, Sushruta, datant du premier millénaire, avant J-C. Entre le VIIème et le XIIIème siècle, la médecine d'expression arabe a connu son âge d'or, où toutes les spécialités étaient représentées[14]. Les médecins furent nombreux à pratiquer la psychiatrie, et s'illustrèrent dans différents traitements des maladies mentales, avec une grande précision diagnostique.

On peut donc dire que des lignes de progression ont connu un développement transversal au cours des civilisations. Rappel utile, s'il en faut, pour montrer l'ancrage historique et géographique de la discipline psychiatrique, dont le centre de réflexion et de pratique est le résultat d'une activité historique interhumaine, sans que cela ait été un développement exclusif du savoir européen. Chaque culture a sa psychiatrie, à partir du moment où celle-ci est intégrée à son champ d'action, et prend valeur dans l'essence de l'homme ; c'est ce que je tente d'expliquer au cours de cette étude.

---

[14] On peut lire à ce sujet le livre bien documenté de : Salah Ould Moulay Ahmed, L'apport scientifique arabe, à travers les grandes figures de l'époque classique, Unesco, 2004.

CHAPITRE 3
L'HOMME TOURMENTÉ

Il est important d'insister dans cette étude sur une mise au point et un éclaircissement qui vont nous guider sur le terrain complexe de la pratique psychiatrique, telle qu'elle fut exercée depuis sa genèse. Le regard qu'on peut porter sur cette discipline est un jugement critique et une évaluation historique. C'est, pour une large part, une réflexion déconstructive, d'inspiration anthropo-philosophique, sur le rapport d'ambigüité où se dessine le pouvoir dans le traitement du malade et dans son enfermement. L'institution est le lieu par excellence de production de discours, où s'exprime pleinement le pouvoir médical, inféodé à la structure qui le contrôle ; dotée d'une technologie et d'une instrumentation, elle constitue une organisation de relai à l'autorité, qui régit le champ médical, social, politique et économique. Quant au sujet, il est souvent relégué, caractérisé par un régime d'obéissance, où viennent s'abimer la singularité individuelle, la signification existentielle des troubles et les plaintes du sujet destitué. Cette confrontation devient un espace d'affrontement entre l'instance hégémonique médico-institutionnelle et l'entité morbide, avec son cortège de contentions, de contraintes corporelles et de compensions.

Afin de forcer l'imperméabilité de ces deux espaces adjacents, qui empêche la communication de se faire dans la proximité, et qui entraine la dissolution de ses frontières étanches, imposée par l'intransigeance sectaire des logiques unitaires, il faudrait plutôt observer une démarche humanisante et interpersonnelle. Celle-ci faciliterait la voie d'une économie mentale et psychique, dans un dialogue bénéfique entre le soignant et le patient. D'un côté, la sollicitude attentive à laquelle s'emploierait le premier, contribuerait à défaire l'entrelacs des convulsions intérieures, portées par l'expression des souffrances. De l'autre, l'inconscient psychique opérerait une émersion, pour mettre à nu l'antériorité réprimée, contenue dans les limites psychiques du non dire, imposé par la tâche clinique. De cet inconscient rétracté, où se retranche l'aliénation, se libèrerait la vérité du récit comme roman de l'existence, constituant une esquisse étiologique au mystère des affections inaccessibles. La tâche du psychiatre est de se saisir du parcours du patient, cet « *infini inépuisable* » selon le mot de Karl Jaspers ; et cela, pour suivre le schéma narratif individuel, reflétant la biographie de l'altérité pathologique, affluent identitaire que viennent grossir, la famille, la société et l'environnement. De sorte que la pathologie se définirait comme l'union indissociable des éléments culturels et naturels, d'un soma et d'une psyché inséparablement unifiés.

Souvent le corps du malade exposé à la visibilité paraclinique ne manifeste qu'une faible pertinence sémiologique, rendant difficile la formulation du diagnostic. La soumission à l'exploration instrumentale ne dégage qu'une opacité aux contours non objectivables, concernant la piste de la maladie, source de plaintes répétées. À partir de là, nous pouvons méditer sur les modes du fonctionnement psychiatrique, et ses approches critériologiques, puis considérer le substratum sur lequel est fondée sa matière. Cela, afin d'opérer, sans risque d'erreurs un transfert, ou un décentrement de la matérialité médico-biologique et de ses onguents pharmacologiques, vers une validité resocialisante, sous le sceau d'une phénoménologie anthropologique, ayant pour cadre l'unité de la personne humaine. Unité perdue à la suite de cette dissociation, que la praxis médicale se trouve souvent dans l'incapacité de compenser. La modernité technicienne distingue toujours trop dans la personne humaine, le corps et l'esprit, ne prenant en compte et ne traitant que le symptôme ; ce qui a entrainé des logiques de spécialisations et de cloisonnements des secteurs touchant à la nature et à la vie humaine.

Or, l'idée de totalité, saisie dans ses relations entre les parties hétérogènes, est une nécessité qui seule peut tendre vers l'harmonie générale et vers la santé. La notion allemande de *Ganzheit* rend bien compte de cette intégrité qui sauvegarde et maintient l'équilibre vital de la personne. Le corps et l'esprit sont consubstantiellement liés, formant une entité ontologique, par l'assimilation des attributs biographiques, des souvenirs, et de la culture. La dislocation d'un moi réprimé est corrélative d'une désocialisation tragique, conséquence avérée du déséquilibre de l'affectivité. De même que le cloisonnement, qui touche les domaines de la science, de la nature et de l'homme, est désastreux pour l'équilibre humain, parce qu'il le confine dans un compartimentage étanche, où la proximité n'est plus possible, où chacun lutte pour sa survie, faisant de nécessité vertu. Il y a urgence à réconcilier science et nature, médecine et sujet, patient et médecin dans une perspective holistique, pour se réapproprier les processus rythmiques indispensables à l'existence. Pour réhabiliter le sujet, il faut reconsidérer la psychiatrie dans son rôle de *Mit Mensch,* c'est-à-dire d'homme semblable, d'homme égal, fondement de la condition humaine. Cependant, pour y parvenir est nécessaire la sympathie vraie, non affectée, chère au philosophe danois, Kierkegaard, esprit lucide malgré ses tourments psychiques, dont il a souffert lui-même comme sujet malade. Son influence est considérable sur la formation des paradigmes psychiatriques, incarnés par toute une génération, à l'instar de Ludwig Binswanger, disciple de Young, qui résume cet engagement sincère :

« *Celui qui n'est pas capable de mettre sur l'autre plateau de la balance sa propre existence, en face de celle de son malade, ne mérite pas le nom de psychothérapeute* »[15]. Ainsi, le philosophe de Copenhague préfigurait la notion d'*Einfühlung*, l'empathie, comme modalité essentielle de rencontre d'un moi avec un autre moi, qui n'est pas autre que soi. La notion d'empathie assigne au déterminisme neurobiologique, les nouveaux abords d'un cadrage phénoménologique, dans la suite de l'analyse intersubjective, aux contenus intrinsèquement existentiel, pulsionnel, et intuitif, puisque s'agissant de troubles de l'incorporéité de l'existant. Cette option existentielle est une valeur heuristique fondamentale dans l'approche d'une phénoménologie psychiatrique. Qu'il me soit permis de reproduire ce paragraphe, extrait d'une étude menée au pôle de psychologie appliquée, à l'université de Paris V, qui résume parfaitement l'importance de l'empathie, comme approche existentielle au service du praticien : « *L'empathie est importante, elle n'est pas assimilable au phénomène de contamination affective, mais elle réside en l'appropriation de la problématique du malade et du rapatriement de celui-ci dans la communauté des hommes. Il s'agit d'une disponibilité complète, sans a priori, d'une transparence personnelle intégrale, d'une intention de comprendre et d'une capacité à saisir les significations exprimées par le malade dans leur contexte même. Cela implique une sympathie vraie pour le patient, une capacité de se représenter sans éprouver réellement tout ce que celui-ci éprouve. Le thérapeute ne doit jamais être prisonnier du vécu du patient.* »[16]

---

[15] Cité par Pierre Fedida et Jacques Shotte dans : Psychiatrie et existence, éd. Millon, 2007, p.47.

[16] La psychiatrie phénoménologique, psycho.univparis5.free.fr/expo/Dasein, sans référence.

La nécessité d'une phénoménologie clinique provient du décalage qu'éprouve le psychiatre à établir une unité sémantique, dans cet ensemble disparate, constitué d'innomabilité, d'enchevêtrements intrapsychiques, de conflictualités internes, et de représentations inconscientes ; bref, une somme indécelable par un repérage sémiologique classique. Cette difficulté a été soulignée dans les premiers travaux de Binswanger qui nous explique que : « *La direction de recherche analytico-existentielle en psychiatrie est issue, de l'insatisfaction concernant les projets de compréhension scientifique de la psychiatrie... Or, ce à quoi la psychiatrie et la psychothérapie ont affaire en tant que science, c'est, comme on le sait, l'homme, non pas, en premier lieu, l'homme psychiquement malade, mais l'homme.* »[17] Binswanger a été inspiré par son contemporain et maitre de philosophie, Heidegger, auprès duquel il trouva, dans la notion de « l'être-au-monde », un cheminement heuristique contre les formes d'aliénation de l'humanité et la réification de l'être humain. Ceci à travers la scission sujet-objet qui traverse l'œuvre psychanalytique freudienne, dont il s'est éloigné, en développant l'analyse existentielle, à la suite de Karl Jung, son fondateur. La Daseinanalyse opère un recentrage ontologique, où toute connaissance et expérience anthropologiques trouvent leur source dans l'être, en tant qu'*être* de présence et non pas seulement *être* présent. C'est-à-dire un être de connaissance de soi, de ses souffrances, de son rapport au monde.

On voit ici, affectées à cette pratique analytique, une vigueur, et une volonté de prise en charge de soi par soi, loin des proximités condescendantes et des attitudes discrètement dirigistes, rencontrées dans les pratiques

[17] Introduction à l'analyse existentielle, éd. De Minuit, (trad. Kuhn et Maldiney), 1971, p.115.

thérapeutiques classiques. La maladie mentale est une expérience phénoménologique, un paraître, un rapport au monde particulier, une manifestation d'humanité, un langage plus qu'une lésion. Elle est un espace non balisé, un substratum non objectivable où demeurent l'asymétrie langagière, le mal du patient, et les meurtrissures erratiques. L'analyse psychiatrique doit pouvoir pénétrer l'intuition, quand « ça parle là où ça fait mal », comme le suggérait quelque part Jacques Lacan.

CHAPITRE 4
LA PSYCHIATRIE ET LE SOPHISME DES LOGIQUES MARCHANDES

Pour le philosophe Gadamer, élève d'Heidegger, et fondateur de l'herméneutique philosophique, la fonction essentielle de la médecine n'est pas de redonner la santé au malade, mais de favoriser son rétablissement, en aidant la nature à se rééquilibrer. La psychiatrie est une discipline auxiliaire, dont la mission principale est de s'associer la nature sans violence, pour l'aider à parachever son œuvre d'harmonie globale. Dans sa pratique, le psychiatre apporte de l'aide, indique la bonne voie de la guérison, la voie de la santé en aidant la nature à reprendre ses droits. Soumis que nous sommes aux vicissitudes de l'existence humaine, et aux turpitudes de la société matérialisée, notre vie se heurte chaque jour à des complications, et à des douleurs qui affectent l'esprit, faisant apparaître des troubles somatiques. L'activité thérapeutique en psychiatrie serait de privilégier davantage la parole, c'est-à-dire de collaborer avec l'altérité, sans laquelle les chances de rétablissement s'amenuisent et deviennent même insignifiantes. Les meilleurs traitements dépendent de facteurs individuels imprévisibles, notamment dans les situations difficiles où le praticien constate l'absence de lésions identifiables. C'est à ce moment-là qu'il faut mobiliser l'éthique médicale, en évitant l'assurance feinte, qui s'abrite derrière des réponses techniques, pour rassurer le patient, d'ailleurs sans succès ; alors que seul le fait humain est capable de fournir des pistes pour le salut de la personne. La symbolique de la balance, évoquée par Binswanger, dans sa distribution binaire, peut pencher vers le rétablissement comme vers la pérennité de la maladie mentale, en fonction de l'équilibrage apporté par l'égalité requise de ce repère de justice. Une fois l'égalité humaine acquise sur ce principe, il restera la tâche ardue à laquelle devra s'atteler la psychiatrie : atteindre l'être dans son essence, dans sa représentation, dans ses profondeurs inconscientes ; là où l'objectivation et la mensuration n'ont accès que par la grâce de ce« traitement moral » dont parlait déjà Philippe Pinel, il y a plus de deux siècles. Mais l'extrême objectivation de notre santé, dont on a standardisé les normes et médicalisé les états d'âme, pose un souci majeur. La médecine soumise aux logiques pharmaceutiques et comptables, s'emploie dangereusement à fixer le gabarit dans lequel chaque sujet doit se maintenir. Les mesures et les règles établies imposées à la culture sanitaire, répondent à l'hypertrophie des besoins crées sur mesure par la logique marchande, comme « prêt à consommer ». Celle-ci convertit le médecin en un technicien de soins, et fait de son rôle humain, une ineptie aliénante. L'exemple frappant est celui du DSM (Manuel diagnostique et statistique des troubles mentaux), dans ses versions variées. Cette référence médicale est devenue la charte de l'empire pharmaco-industriel, et le catéchisme de la médecine pour les médecins qui s'y réfèrent. La pharmacopée industrielle, se souciant peu de la valeur chimio-curative d'un produit, évolue dangereusement vers la préfiguration de syndromes psychotiques, et l'établissement d'un registre nosographique, dans une logique de sur risque, pour justifier l'utilisation d'antipsychotiques. Ainsi par exemple, le deuil même de courte durée, tout comme la colère, étaient recensés comme pathologiques, à des fins de systématisation et d'usage massif d'antidépresseurs. Les médicaments psychotropes ont principalement pour rôle de donner l'illusion d'échapper à la souffrance et de dissiper le voile du mal-être.

Pour cela, la doctrine du DSM et celle de l'industrie pharmaceutique mettent en œuvre des indicateurs biologiques, en les codifiant comme référence unique, et sur lesquels viendront s'adapter les traitements appropriés. Malgré sa prétention d'être athéorique, sa conception critériologique repose sur des présupposés idéologiques au mépris d'une véritable investigation clinique. « *Le comité qui supervise l'élaboration du DSM-V est composé de 28 psychiatres, dont 16 gardent de forts liens financiers avec l'industrie pharmaceutique.* (…) *Il faut savoir que 95 des 170 experts qui ont participé à l'élaboration du DSM-IV en 1994 avaient des liens financiers avec l'industrie pharmaceutique au moment de voter pour l'inclusion des « nouveaux troubles.* »[18]

Cela revient à définir un homme nouveau, dans une dimension nouvelle : celle de l'effacement de sa complexité, de sa nature confuse et inarticulée, sous le coup d'un mode opératoire chiffrable et quantifiable : un mode de connaissance qui propage et institue un système de signification idéologique, sur la base d'une désensibilisation à ses adhérences essentielles. Allen Frances, qui dirigea pourtant le DSM IV, mais s'opposa vivement par la suite à ses desseins mercantiles, précise : « *Si les neurosciences ont fait progresser notre connaissance du fonctionnement cérébral, plus nous en apprenons sur le cerveau, plus celui-ci apparaît d'une inéluctable complexité* ». Posture d'énonciation/dénonciation à l'encontre de l'hégémonisme financier et déshumanisant de la clinique psychopathologique. Souci de consommation, idéologie unitaire, référence unique, une clôture trilogique qui laisse peu de place à la libre pensée, et à l'alternative dans l'exercice de sa pratique. Lors de déplacements en Afrique, des médecins européens exerçant sur place nous disaient que les populations africaines supportaient des

---

[18] In Collectif Initiative pour une Clinique du Sujet STOP DSM, https://stop-dsm.com/fr/quest-ce-que-le-dsm/

hypoglycémies et des variabilités tensionnelles inconcevables en Europe. L'irrégularité des constantes biologiques ne sont pas des écarts aux normes conventionnelles : la normalité est consensuelle seulement dans un groupe social ; elle dépend de l'individu lui-même, du contexte social et de paramètres contingents. C'est dans le développement de sa thèse sur l'épistémologie médicale que Georges Canguilhem[19] médecin et philosophe, soutient que la normalité n'est pas le contraire de l'anormalité. Les règles qui permettent à l'organisme l'autorégulation, et donc son équilibre, sont elles-mêmes des normes. L'organisme a cette capacité, dans ses limites naturelles, de surmonter ses propres faiblesses, ses propres insuffisances. C'est pourquoi ce philosophe, considère la médecine comme un art au carrefour de plusieurs disciplines, plutôt que comme une science. De là, l'impératif d'une adhérence active du sujet destitué aux sources naturelles qui le nourrissent, pour aller à la rencontre de sa matrice originelle.

Pour illustrer ces propos qui peuvent paraitre quelque peu éclectiques, dans leur tournure et choix théoriques, nous prendrons l'exemple d'une pathologie souvent associée à la folie, qui est la schizophrénie. Loin de se laisser soumettre au corpus des définitions conventionnelles, la polysémie qui entoure les différentes tentatives descriptives à finalité classificatoire, montre une ampleur sémantique sans cesse reformulée, liée précisément à la complexité de sa nature pathologique. L'ensemble schizophrénique a donné lieu à la formation d'une base spéculative, non favorable à un terrain consensuel, qui aurait permis une systématisation de l'entité morbide, par une précision du cadre nosographique. L'inconstance des paramètres sémiologiques, les difficultés qu'impose une

[19] *Le normal et le pathologique*, PUF, 1966.

symptomatologie déficitaire dans la recherche d'un repérage signifiant, a perturbé l'adaptation thérapeutique. « *Il n'existe pas de traitement schématisable de la schizophrénie, valable pour tous les patients et reconnu durablement efficace. La pluralité des facteurs intervenant dans la maladie suggère la pluralité des abords thérapeutiques, dont aucun n'est suffisant à tous les stades de l'évolution.* »[20]

La pratique psychiatrique, schématisée à outrance privilégie les facteurs pathogènes objectivables, mais sans retenir l'externalité inductive de l'horizon étiologique, dans l'approfondissement diagnostique. La famille et la proximité, comme ensemble micro-culturel, demeurent la contexture de première socialisation, déterminante dans la (dé)formation identitaire morbide : nul n'échappe jamais à son enfance. Les prémisses de la violence familiale apparaissent quand la volonté du sujet manifeste les premières velléités d'affranchissement des rigidités normatives accablantes. Dans cette infrastructure familiale donc à prétention rassurante, des règles de représentation sociale et un formalisme rigoureux président à l'orientation de cadres référentiels, comme codes normatifs. Les règles qui bordent cette logique bienséante, à l'intérieur des territoires de la personnalité protégée, constituent la charte éthique qui induit la soumission de ses membres, comme paravent contre les tentatives d'écart aux vertus logiques, et les formes d'intrusion de l'« anormalité » extérieure. Le magistère parental proscrit le sujet et réduit sa personnalité. La psychiatrie va servir d'ersatz à un nouveau façonnage, souhaité puis réclamé par la famille, suite au verdict prononcé par elle contre l'un de ses membres.[21] Le malade est déjà vu comme tel,

---

[20] J.D, Guelfi, P. Boyer, S. Consoli, R. Olivier-Martin : Psychiatrie, p.190, PUF, 2004.
[21] Voir le film magistral de Ken Loach : « Family life ».

au moment où il franchit les lourdes grilles de l'institution psychiatrique. Son diagnostic posé, un traitement est envisagé dans le cadre de ce préalable nosographique, en réponse aux données prérequises, dont le milieu a esquissé les contours pathologiques. Sur ceux-ci repose l'illogisme schizophrénique, cette «maladie de la logique », selon le mot de D. Cooper, qui explique que : *« Les lois du groupe familial qui regèlent non seulement le comportement mais aussi les expériences autorisées, sont à la fois inflexibles et confuses.(...) On lui dit que s'il viole les règles, et l'acte autonome apparemment le plus innocent peut constituer une telle violation, il provoquera tout à la fois la dissolution fatale du groupe familial, la destruction de ce qui est la personnalité de sa mère, peut être celle d'autres personnes encore.* » p.38[22] Le combat engagé par le groupe familial austère envers l'individualité en formation, est une pure négation du sujet. Dès son arrivée à l'hôpital, au moment où le processus thérapeutique se met en place, la préséance est donnée à la référence nosologique et à son corollaire pharmacologique, sans l'investigation étiologique, considérée comme secondaire et peu prégnante au vu de l'établissement diagnostique. Car la psychiatrie agit en partie comme appendice pharmacologique, et en partie en sous-traitance de l'institutionnelle répressive.

---

[22] Psychiatrie et anti-psychiatrie, Seuil, 1970.

CHAPITRE 5 PSYCHIATRIE COLONIALE ET ETHNOLOGIE

Le docteur Antoine Porot (1876-1965) était célèbre à l'époque parmi les psychiatres français du début du siècle. C'est lui qui a fondé l'école psychiatrique d'Alger, rattachée à l'école de médecine. Titulaire de la chaire de psychiatrie, il ouvre la première unité psychiatrique officielle en 1938 à Blida-Joinville. Avec son élève, Henri Emmanuel Marie Aubin (1903-1987), médecin-commandant des troupes coloniales, et directeur de l'hôpital psychiatrique d'Oran, ils ont œuvré pour la promotion de la médecine coloniale. Ils sont considérés comme les pionniers d'une ethnopsychiatrie française, représentative d'une époque où l'idéologie raciste imposait la séparation entre la population métropolitaine et les « indigènes ». Une discipline ethno-différentialiste qui mettait l'accent, par un a priori clinique, sur les origines culturelles et ethniques du malade. L'œuvre de Porot, en matière thérapeutique, offre un compendium de doctrines fondées sur l'inégalité ethnique. La littérature psychiatrique décrivait l'indigène musulman dans sa constitutionnalité psychique, celle-ci estampillant son infériorité organique. Cette culture idéologique trouvait son point d'appui dans le pouvoir, dont pouvait aisément jouir la médecine coloniale confortée par l'autorité militaire, à laquelle organiquement elle se rattachait. Ainsi les traitements, les expériences et les pratiques opérés sur les malades mentaux pouvaient s'exercer souverainement et en toute indépendance, sans référence absolue à un cadre déontologique et éthique. L'exercice du pouvoir médical dans les provinces coloniales mettait en évidence une « périphérie thérapeutique » qui échappait au regard de l'édifice médical central de la métropole. Il s'est créé ainsi une clinique situationnelle, voire une conception nosologique pensée à partir du critérium de l'infériorité culturelle. Une psychiatrie donc, qui a une vocation répressive et non thérapeutique. Ce travers ethnocentrique accompagna longtemps l'erreur de jugement et le manque de neutralité dans lesquels se complaisaient les auteurs coloniaux dans leur pratique médicale. Étonnamment, comme un point aveugle, aucune voix métropolitaine ne s'est inquiétée de cette injustice. Une exception cependant : celle du médecin-commandant Costedoat, professeur agrégé du Val-de-Grâce ; cette voix discordante va faire scandale avec une publication iconoclaste, parue en 1934 sur : « Les troubles mentaux des indigènes musulmans de l'Afrique du Nord ». Dans cet article signalé par Robert Berthier : « *Costedoat dénie toute spécificité à la psychopathologie indigène en affirmant l'universalité des structures pathologiques au-delà des singularités symptomatiques ; il analyse les obstacles à la communication ; il affirme l'homologie des tableaux cliniques indigènes avec ceux des ruraux français ; il relativise le concept de débilité mentale et s'élève contre le postulat à priori d'une organisation cérébrale particulière du Nord-Africain. Et, pour finir, il reprend avec force la référence à la culture comme déterminante d'une symptomatologie dont, seule, elle livre la clé (…) à l'évidence, l'article de Costedoat, d'une étonnante modernité, s'attaque de front à la conceptualisation de l'école d'Alger qu'il réduit à néant.* »[23]

Le début du déclenchement de la guerre d'Algérie est marqué par un évènement majeur dans l'évolution des thérapies et de l'hygiène mentale. La direction de l'unité psychiatrique à Blida (ex Joinville) est confiée à un jeune

---

[23] In, Robert Berthelier : À la recherche de l'homme musulman, Eres, « Sud/Nord » 2007/1 n° 22, pages 127 à 146.

psychiatre de 28 ans venu de la Martinique : Frantz Fanon. Formé à l'école française de médecine à Lyon, il a suivi des séminaires en sociologie puis en philosophie. Son projet était de mettre à profit ses connaissances au service du peuple algérien sous domination française. Il commence à travailler et à soigner des malades algériens atteints de troubles psychiatriques. Il découvre les insuffisances d'une profession menée sous l'autorité du Dr. Porot, qui régnait en maître incontesté. Ce dernier avait une longue expérience en terrain maghrébin, d'abord en Tunisie, puis en Algérie. Ce qui l'a aidé à mettre en place un programme de politique sanitaire conforme à l'idéologie colonialiste, sous-tendue par le dogme racial et les présupposés ethniques implicites, observables dans le traitement des malades. Fanon commença à exercer dans cet hôpital des environs d'Alger à peine quelques mois avant l'insurrection algérienne. Homme cultivé et consciencieux, il s'imposa rapidement par ses critiques et son opposition énergique à ces doctrines racistes, en proposant des mesures prophylactiques, dans la perspective d'une réformation de l'hygiène mentale. Le corps médical, peu enthousiaste envers cet élan pour lui hérétique, réagit vigoureusement à cette intrépidité, qui valut à son auteur une hostilité opiniâtre. Écarté de sa fonction de médecin-chef, et poussé à la démission, Fanon tenta de faire prendre conscience à ses collègues du contexte médical dans lequel s'exerçait la psychiatrie en Algérie, qu'il considérait comme étant une : « *mission coloniale incompatible avec les principes éthiques de la pratique psychiatrique* ». Ainsi s'est-il amené à revoir les méthodes de traitement appliquées en milieu psychiatrique indigène. Pourchassé, il présenta sa démission à Robert Lacoste, gouverneur général et ministre de l'Algérie, en décembre 1956, dont nous reproduisons un court extrait :

« Si la psychiatrie est la technique médicale qui se propose de permettre à l'homme de ne plus être étranger à son environnement, je me dois d'affirmer que l'Arabe, aliéné permanent dans son pays, vit dans un état de dépersonnalisation absolue. Le statut de l'Algérie ? Une déshumanisation systématisée. Or la partie absurde était de vouloir, coûte que coûte, faire exister quelques valeurs alors que le non-droit, l'inégalité, le meurtre multi-quotidien de l'homme étaient érigés en principes législatifs. La structure sociale existant en Algérie s'opposait à toute tentative de remettre l'individu à sa place. »[24]

Fanon entre alors dans la clandestinité, puis rejoint le maquis auprès de ses frères algériens pour la libération de l'Algérie. Néanmoins, il poursuit son effort de recherche et conclut que la psychiatrie coloniale développe une orientation faussée dans la gestion de la maladie et la prise en charge des soins. Cette démarche « ethno xénophobe » prétend pourtant s'inscrire dans la logique de l'optique universaliste et républicaine, au contenu humanitaire et civilisateur : elle a essentialisé la nature algérienne de l'individu dans le sillage de l'école d'Alger. Elle le décrit sous les traits grossiers d'un subalterne valétudinaire, à l'esprit fruste, au geste apathique, et à la silhouette égrotante. Nourri de décadence et d'abaissement, il subit en plus le poids d'un fatalisme mystique qui pénètre toutes ses actions, le maintenant dans un état passif, incapable de progrès. Le confinement dans cette typologie sémiotique le campe dans un portrait morbide, défiguré par son infériorité et son infantilisme, incapable : « *d'assumer des activités supérieures de nature morale et intellectuelle.* »[25] Cette programmation du fait médical dans le contexte

---

[24] Lettre de démission de 1956 à Robert Lacoste, reproduite dans Révolution africaine, éd. François. Maspéro, 1964.

[25] Porot, Annales, 1918,9.

colonial nous apprend que ces mesures avilissantes furent étendues à toutes les colonies françaises.

Une autre figure de la contestation dans le domaine de la psychiatrie dans le Maghreb est celle du docteur Eschadely (1896-1954). Tunisien d'origine turque, il se spécialise en psychiatrie et soutient sa thèse en 1929. Il fut le premier praticien tunisien chargé d'un service pour malades mentaux à la Manouba. Militant de la première heure, il n'a cessé de dénoncer les conditions inhumaines dans lesquelles étaient confinés les malades tunisiens, séparés de leurs camarades européens, qui étaient mieux traités. Ce qui a déclenché l'hostilité du directeur de l'hôpital, le Dr Mareschal, et de ses collègues qui ont prononcé contre lui une interdiction d'exercer. Citons le témoignage suivant pour montrer l'intolérance et la brutalité coloniales à l'égard des premiers militants pour l'indépendance et la liberté des peuples :

« *Cet acharnement contre Le Dr Salem Eschadely, tunisien d'origine turque, a pour cause son opposition aux doctrines racistes et antiscientifiques du Dr Porot, qui attribuent à la « race » et à « la religion » l'origine des psychoses en Afrique du Nord (...) L'ethnopsychiatrie coloniale scelle le sort des malheureux malades mentaux. Les thèses les plus racistes et avilissantes, dissimulées sous le masque de la science, sont avancées pour expliquer la maladie mentale. L'Afrique du Nord y est décrite comme un espace de violence sauvage et de perversité sexuelle mais aussi comme un espace de folie [15]. Les malades mentaux tunisiens juifs, et musulmans, font l'objet des théories les plus fantaisistes et les plus racistes.* »[26]

La littérature idéologique du XIXème siècle et ses paradigmes raciologiques posent comme préalable des

---

[26] Cité par CheourMejda, in L'information psychiatrique 2007/8 (Volume 83).

cadres de références uniques, ceux de l'Europe, et rejettent les autres dans l'infériorité. La médecine n'était pas en reste de ce contrecoup ethnologique, comme variante d'une anthropologie culturelle et sociale. Cette pseudo-science coloniale s'est intéressée aux sociétés qui n'avaient pas de système d'écriture ni même de pensée, conformes aux catégories mentales occidentales. Elle cherchait à comprendre et à cerner cette zone, pour elle à peine coincée entre l'animal et l'humain.[27]

Le Dr. Porot a subi l'influence de ces courants d'idées, qu'il prolongea dans le domaine médical, en Afrique noire et au Maghreb. Le colonialisme est un programme sorti de laboratoires d'idées, où se mêlent dans une confusion intime, spéculations philosophiques, recherches philologiques et données anthropologiques. Cette réflexion inspirée par la pensée d'Edward Said, dont l'œuvre fondatrice a ouvert la voie à une déconstruction méthodique de l'orientalisme, version scientifique du colonialisme, nous explique que l'Occident a créé cet « autre » que lui, son contraire, comme le prolongement de sa propre image et de ses craintes. Fanon, en psychiatre éclairé, tente de dissiper ce « brouillard blanc » incarné par le faux humanisme civilisateur, en remontant aux sources du mal ; ceci à l'image du narrateur conradien remontant le fleuve broussailleux, couvert de ténèbres épaisses, pour découvrir enfin le secret de la double nature de l'homme blanc, aveuglé par l'esprit des Lumières dans ses convictions drapées de philanthropie.

Tous les domaines du savoir ont prêté main forte aux forces économiques pour faire main-basse sur les autres peuples. Au creux de ce sillage idéologique, s'est formée une psychiatrie coloniale qui a « formé » à son tour une entité pathologique, et son corrélat nosographique. Certes il y eut quelques résistances à ces biais cognitifs, mais la

---

[27] Voir A. Benarab, l'Harmattan, Colonialisme et résistance, 2017.

fronde discursive menée par Frantz Fanon, à travers son compendium décolonial, est sans doute la plus véhémente dans son expression, et la plus ambitieuse dans sa pratique. Contrevenant aux certitudes établies, Fanon, à la faveur de ses constats où se combinent les données de la médecine et les éléments de la culture, arrive à esquisser le cadre étiologique et les règles d'une meilleure santé mentale pour tous. C'est un psychiatre qui ne se situe pas dans le sillage du mouvement antipsychiatrique, à l'instar de Laing, Cooper, Esterson, Szasz et bien d'autres continentaux, mais bien plus dans un contexte historique de guerre. En étudiant les effets de la violence militaire sur la population indigène, il est arrivé aux conclusions qu'il expose ainsi : « *L'apparition du colon a signifié syncrétiquement mort de la société autochtone, léthargie culturelle, pétrification des individus. Pour le colonisé, la vie ne peut surgir que du cadavre en décomposition du colon.* » (p.89). Ou encore plus loin, il rajoute : *« Tous les efforts sont faits pour amener le colonisé à confesser l'infériorité de sa culture transformée en conduites instinctives, à reconnaître l'irréalité de sa nation et, à l'extrême, le caractère inorganisé et non fini de sa propre structure biologique.* »[28] (p.225)

Enfin comme le rapportent si bien ces deux auteurs :

Expérience unique dans un contexte colonial hostile à toute initiative humanitaire à l'endroit des indigènes.

« *Cette expérience originale et finalement assez inédite, car rares sont les pays même très développés qui en 1958 ont réalisé de tels hôpitaux de jour pour malades mentaux adultes, sera la dernière activité psychiatrique de Frantz Fanon.* »[29]

---

[28] Les Damnés. Éditions La Découverte & Syros, Paris, 2002.

[29] In, La vie et l'œuvre psychiatrique de Frantz Fanon par Claudine Razanajao et Jacques Postel, Sud/Nord 1, 22, 2007.

CHAPITRE 6
REGARD CRITIQUE

La constance de l'idéologie raciste sous-tendue par le savoir colonial, ainsi que la représentation singulière d'une altérité mystérieuse et étrange, ont été le point de départ d'études et de constats descriptifs sur les sociétés mises en cause. Il est vrai que la littérature, qui a colporté cette mise en scène ethnologique, a schématisé une configuration grossière, aux contours indécis, d'un essentialisme qui a servi à justifier l'entreprise de domination. Profitant du retard historique de ces sociétés et de leur décalage par rapport à l'éveil de l'Europe, ce deuxième motif a servi de puissant argumentaire à l'épopée économique et spirituelle, dont les missions « civilisatrices » ont fait de ces territoires d'élection leur terre promise.

Après les indépendances, le sursaut tant attendu et l'horizon d'espérance, de l'émergence d'une société où règneraient enfin l'égalité et la justice sociale par ces populations exsangues, que les longues luttes ont épuisées, n'ont abouti qu'à la permanence d'une situation encore plus critique qu'à l'époque coloniale. L'expérience de nouveaux Etats indépendants caractérisés par des échecs répétés, pourrait faire penser à un déterminisme qui remonterait à une longue lignée atavique, des sociétés arabes et africaines, souvent complaisantes dans l'inanité de leurs efforts inaboutis. Il y a aussi le poids des interprétations approximatives de la sphère religieuse, le strabisme culturel de nos philistins académiques autoproclamés, et la prégnance des élites nationales prétendument issues de la guerre de libération : ce sont autant de facteurs de légitimation de la violence symbolique et du maintien sous la tutelle épistémologique d'un ordre pérenne, niant toute métaphysique de libération. Depuis les indépendances, les politiques nationales incapables d'opérer une rupture généalogique de la soumission, ont au contraire adopté, à l'égard des anciennes métropoles, une option mimétique dans le modèle de développement. Elles étaient en effet contraintes de souscrire à des politiques imposées, comme par exemple le bradage des richesses nationales, en échange de leur maintien *ad vitam aeternam* au pouvoir.

Face à cette démence néocoloniale, et à cette érosion de l'effort national provoquée par la nouvelle gouvernance de l'après indépendance, l'émergence de nouvelles dynamiques, pour poser les jalons d'un édifice fondateur d'une conscience nouvelle, fut mise en échec et continuellement retardée. Cela a engendré une tragédie historique, que d'aucuns expliquent par la vulnérabilité de la conscience algérienne pour justifier ce déficit historique et ce ratage civilisationnel. Étions-nous colonisables au point de subir cette décentration historique et ce décalage temporel ? Doit-on interroger nos structures internes (psychiques ?) pour élucider cette imprévisibilité ? L'un des intellectuels algériens, contemporains de Fanon, Malek Bennabi, adopte cette thèse, en mettant le doigt sur la pensée historique, par une culpabilisation et une automutilation. Elles seraient dues à cette colonisabilité phénoménologique d'une conscience inapparente, noyée dans une intra-subjectivité, à distance de l'action. La notion de colonisable, conçue comme une dégénérescence dépassable, fonde le substratum de l'inquiétude métaphysique, à laquelle Bennabi reste attaché. Pourtant ce « témoin du siècle », en adoptant une telle attitude épistémologique, conforte la thèse essentialiste d'un dogme racial, qui donne la préséance à l'innéité biologique sur les acquisitions culturelles et historiques. Pour dire que cette colonisation ne serait« colonisabilité » que dans la mesure où elle est contingente, historique et accidentelle ; sinon, elle serait de l'ordre d'une fatalité réduisant le champ de l'action humaine. L'idée de colonisabilité demeure néanmoins utile parce qu'elle interpelle l'histoire des civilisations et des peuples. Nous pouvons lui conférer une validité actuelle et prolonger ses effets jusqu'à aujourd'hui. Elle opère une réévaluation critique et une révision de nos propres jugements sur le monde et les hommes. Mais ce concept évaluatif reste confiné dans une perception descriptive et abstraite, sans prise sur les évènements, et sans permettre de forger un outillage conceptuel et une méthodologie d'action réformatrice. Les facteurs religieux, linguistiques, culturels et les modes de gouvernance, participent de la construction de nos représentations mentales, et forgent nos catégories de pensée. Bennabi, en grand lecteur qu'il était, a sans doute parcouru *Le Discours de la servitude volontaire,* ouvrage de La Boétie, écrit en 1576. Hégélien avant l'heure, De La Boétie a étudié les rapports de domination dans la perspective du règne absolutiste, où la majorité du peuple consent à se soumettre à une minorité « éclairée ». Il ne suffit donc pas seulement de s'affranchir du poids de la contrainte pour se croire libre et pouvoir jouir de cette liberté.[30]

[30] Bibliographie sur la médecine coloniale : pour plus de recherches lire : "Action psychologique : la psychiatrie française en Afrique du Nord coloniale, 1900-1962" en) Richard Keller, « Action psychologique » : french psychiatry in colonial North Africa, 1900-1962, RutgersUniversity, The State University of New Jersey, 2001, 310 p. Ph D dissertation). Consulter : Robert Berthelier, L'homme maghrébin dans la littérature psychiatrique.

CHAPITRE 7
PSYCHIATRIE ET RELIGION

« Si vous ne savez pas qui je suis, comment allez-vous pouvoir me soigner ? »

Paroles d'un patient

« Et la prière offerte dans la foi guérira le malade »

L'épître de Jacques (5:14 - 16)

« Ô gens ! Une exhortation vous est venue, de votre Seigneur, une guérison de ce qui est dans les poitrines, un guide et une miséricorde pour les croyants. »

(Sourate Yunus, verset 57)

La pratique psychiatrique, sa conception thérapeutique et ses approches analytiques n'empruntent pas le même idiome herméneutique, comme symbolique d'un langage explorateur des zones obscures, d'où part souvent la plainte et où l'on peut conjecturer un probable siège des souffrances. Pour le patient algérien, la psychiatrie relève d'une double fonction régalienne : répression et contention. Méfiant, il a du mal à accepter l'idée que l'institution psychiatrique lui soit secourable et soit capable de lui fournir des soins, afin de soulager ses maux. Ainsi l'imaginaire collectif, nourri de cette amère réalité, laisse supposer plusieurs explications dont nous présentons les plus importantes.

Enquête informelle sur la pratique médicale dans la région de Sétif

Nous avons dégagé un certain nombre de remarques liées à la formation médicale universitaire et à l'exercice de cette profession.

1) Au-delà d'une formation universitaire médiocre et insuffisante, le médecin algérien reste confiné dans une conception archaïque. Plein de morgue, il est peu exigeant, au cours de l'exercice de sa profession, en matière de savoirs et de nouvelles connaissances. Il faut dire que le choix même de sa profession n'est presque jamais une vocation, mais n'est motivé que par la recherche exclusive de l'argent et de la promotion sociale. Triste réalité, car il est difficile d'imaginer d'autres motifs d'ordre scientifique, moral ou humaniste dans le choix de cette carrière. Ainsi donc, le manque de confiance du citoyen dans la médecine, et le manque d'ouverture de celle-ci sur des perspectives spirituelles, morales et métaphysiques ont contraint les malades à recourir à d'autres formes de thérapie, y compris à l'exorcisme et à la sorcellerie, dans leurs versions les plus reprouvées. La Roqya, qui est originairement une invocation adressée exclusivement à Dieu, devient alors une activité profane dont l'exorcisme est la version la plus couramment exercée. Peu comprise et détournée de son sens originel, elle est pratiquée aujourd'hui à l'échelle nationale, par des imams charlatans et des personnages malhonnêtes. Nous y reviendrons pour mieux définir cette pratique et voir dans quelle mesure elle peut interagir avec la thérapeutique mentale.

2) Interrogeant quelques praticiens qui exercent en milieu hospitalier, ou dans le secteur privé, nous avons constaté que la majorité d'entre eux reconnaît cette carence et en tient pour responsables les pouvoirs publics. Or, secteur public et privé bénéficient de gros moyens

financiers, dont ils ne font pas profiter la connaissance humaine et la recherche médicale. Les initiatives de recherches, de publications ou d'organisations de rencontres scientifiques ne sont pas du goût de la médecine officielle. On peut regretter à ce propos l'absence presque totale de revues universitaires ou scientifiques sur le marché aujourd'hui. Les rares livraisons sont en effet de parution irrégulière, ou interrompues au bout de quelques numéros.[31]

3) Ayant également assisté à de nombreuses consultations, en médecine générale et en psychiatrie, nous avons noté qu'elles sont toutes mécaniquement orientées vers une exclusive prescription médicamenteuse, comme nous l'avons déjà signalé plus haut. Les quelques praticiens formés à l'étranger sont susceptibles d'une meilleure prise en charge des patients. Mais l'approche prophylactique suggérée ne présente aucun avantage, face à l'insuffisance des thérapies mentales.

4) Hors consultation, nous avons interrogé quelques malades. Aucune donnée d'observations cliniques ne leur a été proposée, et aucune anamnèse n'a été réalisée auprès de ces hommes et femmes, préalable nécessaire à l'établissement diagnostic. L'anamnèse sociale est importante : elle se fonde sur le mode de vie du patient, ses relations humaines, son régime alimentaire, son l'hygiène de vie. Elle permet souvent une orientation thérapeutique non médicamenteuse. Mais la consultation rituelle n'aura duré que quelques minutes, le temps de rédiger une longue ordonnance où figurent généralement antibiotiques ou psychotropes pour les troubles psychiques. Beaucoup de généralistes confondent dans la foulée : antidépresseurs, anxiolytiques, hypnotiques ou

---

[31] En France, il existe plus de 50 revues de psychologie et de psychiatrie ; on peut compter quelques 516 revues, disciplines confondues pour les seuls pays comme la France et la Belgique.

normothymiques. La preuve de cette confusion est l'imprécision posologique et la forme galénique adaptées individuellement : le médecin se laisse aller à des posologies générales, dans une imprécision pharmacocinétique effarante, ce qui lui évite de se hasarder sur un terrain qu'il connaît mal !

En revanche, la consultation physique est pratiquée, à la suite de laquelle des examens complémentaires sont systématiquement demandés. Cette exigence paraclinique, réclamée sur un ton anxiogène, pour des examens radiologiques et des bilans biologiques, n'a pas valeur diagnostique. Comme proposition vénale, elle a pour finalité de servir les centres privés de radiologie et de maximiser leurs bénéfices.

Ainsi, médecine organique ou psychiatrique suivent le même cheminement. La quasi absence d'anamnèse, d'analyses sémiologiques pour le choix des modalités thérapeutiques, ainsi que le manque de rapports cliniques pour l'évaluation, le suivi et l'orientation du malade, reflètent la nature de la relation biaisée soignant/malade.

Ce sont là quelques aspects évoqués d'une médecine défaillante, devenue un commerce interlope. Cela a conduit la situation sanitaire à la dérive. Ce sont autant de facteurs qui ont retardé le développement de la santé publique. En l'absence d'une programmation d'action sanitaire, le secteur public, qui a connu ses heures de gloire dans les années 1970, est aujourd'hui déserté. Les praticiens y travaillant exercent parallèlement dans le privé. Alors que les malades les plus démunis vont à l'hôpital. Ceux qui doivent subir des soins chirurgicaux ou des examens complémentaires sont rabattus vers la clinique, où exercent ces mêmes chirurgiens qui en tirent une grasse prébende. Tout se fait au détriment de l'hôpital public. Les données épidémiologiques ne sont pas disponibles et la prévalence inaccessible, mais le nombre de décès dans les cliniques privées reste anormalement élevé. Les honoraires non tarifés sont fixés librement par le médecin, sans bénéfice de remboursement par La CNAS, (l'équivalent de la Sécurité Sociale en France). Cette liberté tarifaire a créé un gouffre entre le barème de remboursement et les honoraires réclamés, nonobstant le règlement dans ses grandes lignes, précisé dans Le Journal officiel du 29 juillet 2018, à l'article 16 : « *L'État accorde une attention particulière au secteur public de santé* ». Entendons par là au service de la population, puisque la gratuité est censée être de mise.

Le malade est certes pris dans un terrible engrenage, mais l'élan de solidarité social permet donc aux plus démunis de pouvoir malgré tout accéder aux soins. En clair, la médecine privée, après avoir à dessein ruiné les hôpitaux publics au profit du secteur privé, a fini par « récupérer » les malades, en leur faisant miroiter de meilleurs soins et une meilleure prise en charge. C'est un véritable chantage à leur endroit qui a lieu là. Le manque d'implication dans le projet médical des praticiens est corrélatif à la mauvaise qualité des soins. Pour l'exemple, nous dit cet économiste de la santé : « *Premier effet de ce business, les femmes sont victimes d'une enrichissante « épidémie des césariennes » qui constitue « 50 % du chiffre d'affaires » de certaines cliniques selon Ahcène Zenati. 72 % des naissances en 2015 se sont faites par césarienne dans les cliniques privées d'Alger et de Bejaia, contre 22 % dans l'hôpital public de la capitale.* »[32]

À titre de comparaison, l'enseignement secondaire subit la même ignominie mercantile. Les enseignants exercent une pression sur leurs élèves, les forçant à suivre des cours de soutien qu'ils assurent, dans des locaux de

[32] Orient XXI, « Le système de santé algérien entre corruption, privatisation et charlatanisme » A. Chibani.

fortune, à des tarifs exorbitants. Une pratique malveillante qui nuit considérablement à l'enseignement public devenu défaillant.

Profitant de cet état anomique de la gestion de la santé publique, un autre phénomène préoccupant s'est glissé : la jonction de la médecine douce et de la religion. Nous lui avons consacré un sous-chapitre pour célébrer leur usage comme pratique sociale et professionnelle sur le marché sanitaire.

CHAPITRE 8
LA RELIGION AU SERVICE DES THÉRAPIES DOUTEUSES

Comme le personnage de Daudet dans *L'Arlésienne*, Jan, perdu dans ses amours vient demander au berger de lui faire oublier son supplice en le délivrant des liens secrets qui déchiraient son cœur. Il le supplie :

« Berger, je t'en conjure, puisque tu es sorcier, fais-moi manger une herbe, quelque chose qui m'enlève ce que j'ai là et qui me fait tant mal ».[33] Il en est ainsi des souffrances psychiques ! Les malades recourent aujourd'hui, dans leur désespoir, soit aux religieux soit à la médecine alternative (médecins pratiquant la Roqya, herboristes etc.).

Il y a une prolifération de « docteurs charlatans ». Précisons que ce ne sont pas toujours des docteurs en médecine. Certains bénéficient d'une grande notoriété auprès de la population, grâce à la manipulation de la religion. N'importe qui peut ouvrir un commerce de plantes, donner des conseils, concocter des ordonnances sans cachet. Cette fraude sévit en toute impunité dans la plus totale illégalité, sans que les pouvoirs publics s'en mêlent. Les vendeurs – parmi eux, certains se disent biologistes, couverture nécessaire pour renforcer leur pouvoir- n'ont aucune formation dans le domaine des plantes. Ils ne connaissent pas leurs effets secondaires ni les interactions médicamenteuses. Une nouvelle problématique sociologique apparaît depuis quelques années : une perception sociale pétrie de méfiance à l'égard de la médecine privée, notamment à cause de la cherté des prestations non remboursées et du nombre élevé

[33] A. Daudet, L'Arlésienne, in Trésor de la langue française, CNTRL.

de décès dans les cliniques. Celles-ci ne fournissent à la famille ni protocole médical ni compte-rendu de sortie d'hospitalisation. Il est très rare que la famille du défunt saisisse le tribunal pour faute ou négligence. Convaincue par toute une rhétorique religieuse, affublée d'oripeaux de mystique fataliste, elle va entendre que « c'est le destin », que « Dieu a décidé qu'un tel décède tel jour ». La famille souscrit entièrement à cette dérobade. Cela a permis le développement d'un charlatanisme érigé en système, sous-tendu par la crédulité populaire, sur fond de religion librement exploitée.

Dans toutes les Wilayas (Départements), nous pouvons rencontrer ces personnages douteux et peu recommandables. Ils profitent de la détresse du malade dans sa naïveté religieuse pour le tromper et lui faire croire au miracle d'une guérison rapide. La plupart d'entre eux ne sont pas médecins, mais de vulgaires vendeurs de plantes. Quelques médecins sans scrupules s'y exercent néanmoins également, en recourant à la médecine prophétique fondée sur l'usage des plantes, mais dans une insoutenable confusion naturopathique, entre phytothérapie, homéopathie et aromathérapie.

Nous rapportons ce témoignage d'une personne victime d'arguments captieux de l'un de ces charlatans parmi tant d'autres. Cela s'est passé dans la ville de Sétif. Une femme désespérée par le cas de son mari gravement malade, décédé depuis, s'est tournée en dernier recours vers un herboriste hâbleur dans l'espoir qu'un traitement miraculeux et béni par le prophète puisse le sauver. Ce dernier, se disant biologiste, est tenancier d'un local commercial. Arrivée chez ce vendeur de plantes, la malheureuse lui expose le cas de son époux. Pour gagner sa confiance et être plus crédible, il lui demande de revenir avec le dossier médical, et elle se représente donc le lendemain. Il feuillette les bilans, mais incapable de la moindre interprétation, lui dit que son mari a un problème rénal : il devra poursuivre simplement le traitement prescrit par les soignants de l'hôpital, alors que le malade souffrait d'une grave affection vasculocérébrale. À cette malheureuse éplorée, il ne restait plus qu'à adresser ses prières à Dieu pour une prompte guérison. Sa sœur qui l'accompagnait profita du « savoir » de ce ridicule hâbleur, lui disant à son tour qu'elle avait des bleus sur les jambes (sans doute une insuffisance veineuse marquée par des stases aux membres inférieurs). Le consultant lui répondit, selon le témoignage de cette femme :

« Si les taches persistent c'est que tu as une baisse de plaques ». Il voulait parler des plaquettes sanguines. « Mais si elles disparaissent après la prière de l'Asr (déclin du jour), c'est que tu es sous l'emprise de la sorcellerie ».

Ainsi, ce charlatan se prétendait qualifié en médecine douce alors qu'il pratiquait un commerce illicite malgré les instructions ministérielles qui en interdisent l'usage.

Une instruction ministérielle du mois de mai 2017 (Direction du commerce) est pourtant assez claire : « *L'instruction qui fera l'objet d'une large campagne d'information et de sensibilisation, pour expliquer ses procédures, prévoit en outre "l'arrêt immédiat par les herboristes de la production et de la vente de mixtures d'herbes, de préparations médicinales ou de compléments alimentaires"* ».[34]

La déliquescence des institutions a favorisé ces pratiques, la médecine étant devenue un commerce, au mépris des règles éthiques et déontologiques. La pertinence de la remarque suivante répond avec précision à la situation de la médecine algérienne. Écoutons ce spécialiste de la santé :

« *Parmi les indicateurs de performance on trouve la prise de la tension artérielle des patients hypertendus, la*

[34] APS ; Santé News-dz, 06/2017.

mesure de l'hémoglobine glyquée des patients diabétiques. (...) On passe de normes déontologiques à des indicateurs davantage marchands, créant des effets d'aubaine sans améliorer les pratiques. »[35]

En outre, c'est un phénomène courant en Algérie, d'observer des panneaux publicitaires couvrir les pans entiers des façades des cabinets privés, avec mention du nom du médecin et de la spécialité. Cette mise en scène ostentatoire est interdite par le code de déontologie médicale algérien. L'article 20 énonce : « *La médecine et la chirurgie dentaire ne doivent pas être pratiquées comme un commerce. Tous les procédés directs ou indirects de publicité sont interdits à tout médecin ou chirurgien-dentiste* ».

Venons-en maintenant à la médecine mentale : elle se refuse, par ignorance, à tenir compte de l'intérêt systémique des différents apports extérieurs à la connaissance pratique initiale. Elle n'a jamais eu le souci d'articuler les savoirs académiques et les savoirs locaux pour une meilleure signification diagnostique. La conception hospitalocentriste est en effet l'unique recours, mais aussi une barrière de distanciation envers la médecine personnalisée, médecine d'accompagnement et de reconnaissance des particularités individuelles dans les soins.

Une rigidité expliquée par d'anciennes conceptions, et une moindre créance faite aux nouvelles tendances thérapeutiques de nature religieuse ou métaphysique, sans pour autant s'ouvrir à de nouvelles perspectives théoriques.

Absence d'esprit de recherche, publications inexistantes, refus d'intégrer des thérapies d'inspiration sociale ou religieuse, l'enseignement médical, et

---

[35] Frédéric Bizard, Protection sociale, pour un nouveau modèle, Dunod, 2017, p. 194.

corrélativement l'exercice de la profession, n'ont pas bénéficié de réformes importantes depuis l'indépendance. Enracinée dans une idéologie scientiste obsolète, que l'ethnocentrisme européen a imposée comme unique charte de l'humanité, l'université algérienne, véritable ectoplasme, n'a pas même cherché à développer de nouveaux paradigmes, ni pensé un modèle épistémique articulé à la culture sociale, religieuse et politique.

D'ailleurs, la question se pose en profondeur de savoir si la pratique en psychopathologie, et les psychothérapies dans leur ensemble, sans oublier la psychanalyse, sont opérantes dans des sociétés où les individus développent une sensibilité différente et dont la symbolique religieuse a structuré l'imaginaire. C'est une bonne raison pour militer en faveur bien sûr du courant biologique, psychologique mais aussi social et religieux. Car des uns aux autres existent une intrication sensible et des influences directes, dont les pouvoirs respectifs structurent, modifient et font évoluer les territoires psychiatriques dans leurs expressions théoriques et cliniques. La psychiatrie dans le monde, longtemps arrimée à une détermination neurobiologique, par suite du succès, à ses débuts, d'une pharmacodynamique prometteuse, n'a pas retenu les mécanismes psychiques humains dans leur dimension non somatique. Prise au piège du dogmatisme réductionniste et emportée par l'élan euphorique, qui réduit la dimension ontologique à une métaphysique matérialiste, elle a enfermé la dimension psychologique dans les frontières étroites d'un biologisme aux aspects biochimiques. D'ailleurs la conception psychiatrique ne pouvait s'écarter du parcours de sa formation future sans se référer à l'évolution des processus de sécularisation propres à la société européenne du XIXème siècle. Les conséquences de cette optique, dans la quête d'un mieux-être, ont décalé la trajectoire évolutive vers un décentrement de la finalité recherchée : le sujet n'est plus au centre. En revanche, la maladie concentre tous les efforts de la recherche. On ne cherche plus à soulager l'homme mais à traiter la maladie : ce n'est plus une logique de santé mais uniquement celle de la maladie.

C'est le sens de la critique religieuse portée par la lettre encyclique *Fides* et *Ratio* de Jean Paul II : « *Dans le cadre de la recherche scientifique, on en est venu à imposer une mentalité positiviste qui s'est non seulement éloignée de toute référence à la vision chrétienne du monde, mais qui a aussi et surtout laissé de côté toute référence à une conception métaphysique et morale. En conséquence, certains hommes de science, privés de tout repère éthique, risquent de ne plus avoir comme centres d'intérêt la personne et l'ensemble de sa vie. De plus, certains d'entre eux, conscients des potentialités intérieures au progrès technologique, semblent céder, plus qu'à la logique du marché, à la tentation d'un pouvoir démiurgique sur la nature et sur l'être humain lui-même.* »[36]

Prenant conscience de ce déficit, la psychiatrie en Occident suit une courbe d'évolution telle que, depuis les années 1960/70, dans l'ère Anglo-Saxonne, en France et en Italie, on s'est intéressé à l'influence de la spiritualité sur les processus psychiques. Ce qui laisse présupposer les premiers linéaments d'une assise aux contours perceptibles, celle d'une phénoménologie psychiatrique recentrée sur l'homme. Cette réorientation s'est développée en réaction contre le triomphalisme des explications scientistes qui ont tenu, par leur pouvoir idéologique, la dragée haute, durant plus d'un siècle, à toute dissonance irrationnelle. La psychanalyse a contribué à affranchir l'esprit de la tutelle épistémologique dans ses rigueurs cartésiennes, pour mettre en relief l'insuffisance de la seule explication scientifique.

[36] Lettre encyclique, Fides et Ratio, Jean Paul II, 1998.

« Régulièrement des mouvements de pensée se sont opposé à ce qui a été jugé une fragmentation déshumanisante de l'existence. Parallèlement on a également réagi contre ce qu'on estimait être en Occident une religion abstraitement notionnelle, obsédée par les questions philologiques et historiques, et coupée des véritables préoccupations pour l'existence humaine. »

« L'ethnopsychiatrie, pour sa part, a systématiquement exploré et décrit les multiples liens conceptuels et symboliques par lesquels ces cultures nouent entre elles les dimensions de l'existence. »[37]

Pour exemplifier nos propos, considérons l'obédience freudienne et ses apports thérapeutiques. La pensée de Freud prend sa source dans la culture hébraïque et la tragédie grecque. Imprégné de culture biblique, au sein de la tradition juive orthodoxe, Freud a toujours revendiqué sa « judaïté ». Il « passa toute sa vie [...] dans un monde composé presque exclusivement de Juifs ».[38] L'élément religieux sous-tend ses recherches ultérieures. Sa clinique psychanalytique a mis à profit cet éclairage symbolique, afin de saisir les phénomènes intrapsychiques. Il pose que la seule explication scientifique est insuffisante pour comprendre les phénomènes psychiques. La dimension symbolique de la religion est pour lui une étendue illusoire, mais elle permet la réalisation de nos désirs les plus forts et les plus urgents. Ces représentations religieuses sont agissantes sur l'angoisse du sujet. Comme un enfant qui se sent abandonné, après avoir perdu la protection de ses parents, en restera longtemps dépendant, dans son désarroi inconsolable, de même l'humanité a besoin d'une autorité symbolique, d'un père plus grand,

---

[37] Antoine Vergote, « Religion, pathologie, guérison » dans Revue théologique de Louvain, 26-1,1995.

[38] W. Szafran. Aspects socioculturels judaïques de la pensée de Freud, Vesalius, Spécial number, 45 - 56, 1998.

d'une instance supérieure à sa pénible condition, qui lui apporte assurance et paix.

Freud ne pouvait échapper à l'idéologie de son temps. Il subit l'emprise du magistère positiviste, qu'il considère comme seule source de vérité. La science est créditée d'un pouvoir d'affranchissement du joug pesant de la religion et de la scolastique. Les considérations métaphysiques et religieuses constituent un idéal de substitution, en raison des privations et des insatisfactions refoulées. Les théories freudiennes s'alimentent des mêmes sources : la spéculation. Elles sont toutes orientées vers un centre unique : la sexualité infantile.[39]

L'être ne peut être seul, ne peut vivre sans cette part de spiritualité. Freud reste éloigné des préoccupations religieuses, du moins pour la religion chrétienne. Il pervertit la divinité spirituelle en divinité matérielle. C'est précisément ce qui lui a été reproché : d'avoir transformé le Dieu spirituel en Dieu de la sexualité, avec le primat de l'Eros. Le désir qui gouverne toute sexualité est une tendance de nature incestueuse qui s'origine dans l'Œdipe de la tragédie grecque, dont Freud a fait une centralité conceptuelle pour ses théories analytiques. Les récits mythiques ne peuvent s'inscrire dans l'expérience humaine sans preuves empiriques ni encore moins dans l'univers psychique complexe, sans preuves cliniques. Freud a affirmé et attribué à une légende une configuration culturelle avec une unité universelle psychique. Autrement dit, l'humanité entière sans nuances socioculturelle et historique se définit par une double tendance, incestueuse (avec la mère), et meurtrière (avec le père) : Le vœu amoureux du garçon pour la mère, et celui d'avoir un

---

[39] Ces conceptualisations sont aujourd'hui regardées avec méfiance et même remises en cause. Voir par exemple, Le professeur Jacques Van Rillaer : Le livre noir de la psychanalyse, collectif, éd. Les Arènes, 2005.

enfant du père, pour la fille. Or, ces spéculations transposées à l'ordre psychique n'ont pas rencontré de véritables compétences cliniques. Nous signalons que le mythe d'Oedipe n'a pas de fondement dans d'autres cultures et n'a aucun caractère universel. Le mythe perse de Rostam et Sohrâb par exemple, immortalisé par Ferdowsi au Xème s, au pays des Sakas, démontre bien le caractère limité et partiel des représentations symboliques, liées à chaque groupe humain, dont la contexture psychique ne présente aucune analogie. Ceci conforte l'idée de l'inopérance des thèses freudiennes.[40] Mircea Eliade, fondateur de l'histoire des religions, écrit : « *C'est le plus grand mérite de C.G. Jung, d'avoir dépassé la psychanalyse freudienne en partant de la psychologie même et d'avoir ainsi restauré la signification spirituelle de l'image.* »[41]

La raison discursive est insuffisante pour dégager une unité sémantique à l'homme face à la fragmentation de son existence. La pensée symbolique, qui lui est liée, répond aux seuils infranchissables des mystères de l'univers. Elle met à nu sa condition unique d'homme dont les modalités sont infiniment variées.

---

[40] Il existe de grands domaines d'études qui désavouent les travaux et la psychanalyse de Freud. Les thèmes récurrents sont : invalidité, impostures, mensonges freudiens, réfutations, pseudosciences etc. Pour avoir une idée sur le sujet on peut, pour une première orientation, consulter l'article : « Critiques de la psychanalyse » in Wikipédia).

[41] Images et Symboles, Gallimard, 1952, cité par André Thiry « Jung et la religion », in Nouvelle Revue Théologique, 79, no3, 1957.

CHAPITRE 9
LE FAITH-HEALING OU LES POUVOIRS D'UNE MÉDECINE ASSOCIÉE

Dans le prolongement du chapitre sur la religion, nous allons maintenant examiner de plus près la question religieuse sous tous ses aspects, et voir ainsi l'impact qu'elle pourrait produire sur les phénomènes psychiques. Comment le fait religieux peut-il agir et bonifier son impact sur la pathologie mentale ? L'expérience religieuse peut-elle servir la thérapie d'accompagnement dans la prise en charge ? Comment peut-elle manifester sa présence et réaliser sa modélisation ?

Qu'il s'agisse de la religion considérée dans son ensemble de corps doctrinaire et de pratiques rituelles collectives normées, ou considérée dans son usage spirituel personnel, les deux expériences impliquent des relations étroites avec la divinité. Ce qui est donc pris en compte ici, c'est le rapport qui unit l'individu à son Dieu. Comme dans la plupart des pays musulmans, la religion en Algérie est vécue largement comme une organisation sociale, une imbrication de liens indissolubles, dont l'expérience rituelle et cultuelle constitue le fondement et l'essence même de la vie communautaire.Le culte se présente alors comme un ensemble de manifestations collectives, dont les formes visibles sont associées aux activités intramondaines, et aux impératifs séculiers, intrinsèquement liés aux préceptes coraniques, auxquels s'assigne le musulman dans la permanence d'une soumission volontaire. Cet édifice social, pénétré de part en part par les formes religieuses et leur ferveur confessionnelle, régule toutes les activités individuelles, sociales, économiques, familiales et mystiques. Tout est rapporté à cette plénitude insécable du rapport à l'ordre divin : la présence de Dieu est révélée sous toutes les formes recouvrant l'étendue du temps et de l'espace. C'est ainsi que le musulman vit et meurt, conforté dans cette immuable durée vouée à la transcendance absolue, sans laquelle il n'y a point de sérénité, point de béatitude. L'Islam est le soubassement de sa définition comme sujet. Le corps et l'esprit s'y engendrent, subissant les décrets divins : Dieu décide de donner la bonne ou la mauvaise santé. L'individu ne fait que se conformer et qu'accepter une prédestination comme épreuve, pour vérifier la consistance de sa foi. Il est difficile à ce stade de concevoir une thérapeutique qui soit extérieure ou ignore ces corrélats psychiques. L'enjambement improductif et irréfléchi de la psychiatrie, indifférente à l'égard de cette symbolisation, relève d'une dissonance cognitive et d'un travers culturel impardonnables. La psychiatrie algérienne, dans une large mesure, suit les brisées de l'expérience française et en superpose son cahier de charge clinique, sans espoir de s'en affranchir, afin de réfléchir au modèle sanitaire qui lui convient. Elle lui emprunte l'essentiel de sa méthodologie, de ses approches de soins, de ses sources thérapeutiques et de ses références pharmacodynamiques. C'est un phénomène lié aux logiques économiques des sociétés subalternes post-impériales, caractérisées, à l'intérieur de leur frontière nationale, par ces formes de transférabilité des « savoirs pratiques » consommables. Aucune évaluation ni jugement critique n'accompagnent ces mesures inadaptées et souvent inopérantes qui viennent se superposer localement, en l'absence de programme sanitaire national. Ainsi, la psychiatrie aujourd'hui encore sous-évalue les enjeux de la culture sociale et religieuse nécessaires à la fondation d'une thérapeutique adaptée. Rationaliser le pathologique et médicaliser ses manifestations sémiotiques est un détour méthodique mais un dangereux paralogisme, car ces évaluations diagnostiques faites à partir d'outils d'investigation et de tableaux cliniques sont conçues hors du champ culturel du malade. Le malade est fortement attaché à sa filiation spirituelle et religieuse. L'en dessaisir ou ne pas en tenir compte ne favorise pas le pronostic thérapeutique du soignant, dans l'abord curatif mis en œuvre pour des mesures de prophylaxie.

La psychanalyse existentielle, sous l'impulsion de son fondateur Carl Jung, a été pionnière dans l'intégration du fidéisme curatif pour l'élaboration des traitements psychopathologiques. À l'inverse, la psychanalyse freudienne, s'aventurant sur le terrain des troubles humains, opère des développements théoriques aux inférences immédiates, souvent réfutées par la réalité clinique et les arguments scientifiques. Elle ramène toutes ses explications à des phénomènes d'érotisation et de motions pulsionnelles, à la recherche d'un « inconscient », terre refuge et lieu de rencontre de tous les contenus inaccessibles pour la conscience. Comme si les conduites humaines se limitaient à des contributions exclusives à l'émoi sexuel et au refoulement, en les modélisant en désirs infantiles, qu'abriterait une crypte opaque où siègerait la genèse des morbidités, reflet symptomatique des troubles psychiques. Nous n'insistons pas sur la critique faite aux théories freudiennes. Mais c'est important de le souligner car, si elles constituent une systématicité supérieure, elles sont en revanche dépassables et rencontrent de plus en plus de résistance. Ces constructions théoriques trouvent peu d'écho favorable dans la plupart des pays et des universités du monde qui opposent manifestement défiance et suspicion à leur égard. La France est l'un des rares pays à proposer l'enseignement de la psychanalyse d'obédience freudienne dans les universités, permettant l'exercice de cette profession peu réglementée, nonobstant une farouche opposition.[42]

En matière de guérison psychologique, Jung met en avant son expérience clinique du *Faith Healing.* Il soutient que :

« *De tous mes malades qui avaient franchi le seuil de la moitié de la vie, c'est-à-dire qui avaient plus de trente-cinq ans, il n'en est pas un seul dont le problème le plus profond n'a pas été constitué par la question de son attitude religieuse. Chacun dans ce lot de patients était malade, en dernière analyse, pour avoir perdu ce qu'une religion vivante avait de tout temps donné à ses adeptes, et aucun n'a été réellement guéri qui n'a pas recouvré en même temps une attitude religieuse conforme à lui-même, ce qui est, bien entendu, absolument sans rapport avec toute question de confession ou d'appartenance à une Église.* »[43]

Nous insistons sur l'actualité de cet appel et le danger qu'encourt la santé publique en Algérie, du fait de son manque d'investissement dans l'élaboration de nouvelles voies curatives à l'écoute de l'individu et de son ancrage socio-spirituel. Le sujet est porteur de ces voies sacrées. Elles délivrent du dogmatisme psychiatrique générateur de clivage et d'incompréhensions dans la recherche de son bien-être. Les praticiens entretiennent ce clivage différentiel sans avoir pensé l'alliance possible des deux domaines, psychiatrie et religion, qui pourtant manifestent une porosité incontestable. En outre, la psychiatrie algérienne ou extensivement maghrébine doit redéfinir ses

---

[42] Des psychiatres, des psychologues et des universitaires appellent à ne pas enseigner la psychanalyse freudienne dans les universités. Ils demandent également l'interdiction de l'exercice psychanalytique.

[43] Jung, La guérison psychologique, p. 286, cité par Steve Melanson, Jung et la mystique, p.71, thèse de doctorat, 2005, Université du Québec, Montréal.

choix méthodologiques, et approfondir ses *recherches* critériologiques pour établir des articulations congruentes (médecine, culture, religion), afin d'échapper au modèle unique d'une psychiatrie aliénante. La pluralité des approches et des cheminements heuristiques garantiront une reconnaissance du malade, plus que de la maladie. Ce n'est qu'au prix de cet effort perceptif et expérientiel qu'elle aura alors pour tâche principale l'exercice d'une profession humaine et médicale, et non un métier mécanique et seulement rémunérateur. Un métier acquis grâce à un formatage technique, assimilé à une « prestation de service »plutôt qu'« un savoir penser » et un « savoir-faire » modulables selon la situation de chaque malade. Aujourd'hui, dans les grands pays développés, s'esquissent des collaborations systémiques, une coopération intelligente, des passerelles établies avec l'ensemble des acteurs sociaux, des associations de malades et surtout des pourvoyeurs du soin mental, soucieux d'intégrer la dimension spirituelle au cœur des processus curatifs. Ceci, en maintenant une neutralité bienveillante dans l'abord psychothérapique. Antoine Vergote, l'un des spécialistes de l'anthropologie théologique, fait remarquer que :

« *Des mouvements de psychologie humaniste et des découvertes faites par l'anthropologie culturelle ont ensuite inversé l'attitude de nombreux psychologues. Pour leur part, les psychanalystes en général ont en même temps plus rigoureusement affirmé leur neutralité méthodologique et technique et appris de leurs patients et de leurs collègues croyants à s'informer un peu sérieusement des religions ; du moins à se taire sur ce qu'on ignore.* » Dans le même ordre d'idées, cet anthropologue nous rappelle que :

« *Dans le camp des calvinistes, bien des psychiatres qui adoptaient de plein gré l'esprit scientifique étaient néanmoins convaincus de la nécessité d'élaborer une psychiatrie proprement chrétienne ; car, pensaient-ils, le rapport à Dieu doit être impliqué dans la maladie mentale et l'intervention divine doit être opérante dans la guérison.* »[44]

Cette résistance de la psychiatrie pour des solutions alternatives, et sa position unilatérale, ont fait se tourner les sujets malades vers des pratiques ancestrales comme *la Roquia.* Les névroses et les maladies psychosomatiques sont les plus couramment traitées par le recours à ces usages « irrationnels ». Mal comprise, cette thérapeutique informelle est considérée par beaucoup comme un simple exercice de désenvoûtement et d'exorcisme. C'est une pratique fort réprouvée par une coterie médicale solidaire de méthodes conventionnelles, alors qu'elle pourrait améliorer l'alliance médecin/malade, être à l'écoute de ce dernier, et rechercher ce qui pourrait enfin le libérer. Ceci, grâce à ses croyances, et à sa subjectivité, afin que ces éléments puissent favoriser le renouvellement et l'amélioration du plateau clinique. La *Roquia,* telle qu'elle est pratiquée dans le monde musulman, a tout à fait dévié du sens que l'orthodoxie prophétique lui attribuait à l'origine. En effet, elle est assimilée aujourd'hui à des rituels magiques, à des invocations et autres usages du surnaturel, dans le but de soulager le malade et de produire des résultats bénéfiques pour le *Raqui*, c'est-à-dire le praticien. Dans ce désordre magico-spirituel, que d'abus sont commis et portés au registre de l'affairisme et de l'ignorance au nom de la religion ! Alors que le sens véritable de l'expérience de la *Roquia* religieuse n'est autre qu'une prière formulée à l'adresse de Dieu pour demander le rétablissement du malade, constituant l'un des moyens de se rapprocher de lui, vu que lui seul peut

---

[44] Antoine Vergote, « Religion, pathologie, guérison », Revue théologique de Louvain, 26, 1995, 3-30.

accorder le retour à la santé. Le recours à ce culte de désaliénation concerne dans la plupart des cas les maladies psychiques, liées, dans la représentation commune, à des phénomènes paranormaux. Dans de rares cas, on consulte un *Raqui* pour des affections somatiques.

Au-delà de ces glissements inacceptables et du besoin d'une clarification sémantique, afin de retrouver le sens pratique de la Roquia, comme support et moyen de faire passer le message humain au-delà de l'humain, il est évident que ce n'est pas elle qui provoque la guérison, mais elle est le moyen d'y parvenir grâce à l'assistance divine. Le prophète lui-même recommande l'exercice individuel de cette pratique, avec des récitations coraniques invocatrices, dans une ambiance de recueillement. Dans ce rituel, il est demandé d'appliquer sa propre main sur le membre affecté, le contact du corps étant une voie de sécurité aux vertus bienfaisantes, pour un auto-soulagement. L'aide d'un agent extérieur, en l'espèce le *Raqui*, devient inutile et peu estimable. Car elle est réalisée par des débiteurs de boniments, pour circonvenir les esprits naïfs.

Cependant, le bon usage de la *Roquia* par ses impulsions prégnantes retient l'attention en tant qu'effet impactant le domaine psychique dans ses variantes, en augmentant l'amplitude de l'espérance et en diminuant les crises d'angoisse existentielle, ce qui est aujourd'hui scientifiquement quantifiable. Cette rencontre du champ spirituel et de la psychiatrie biologique est pourtant tout à fait significative. Elle lève les barrières mutilantes et contribue à enrichir la discipline, en ajoutant à la dimension biologique une part importante de la spiritualité. Les journées de rencontres psychiatriques en Algérie abordent hélas rarement ces sujets, et ce déficit thématique nous prive de vérifier les conjectures heuristiques liées à la présence du religieux dans les thérapies de soin mental. Les rares témoignages que nous nous sommes procurés sont de l'ordre de la recherche privée, sans véritable poids institutionnel ; ainsi, ces quelques observations qui nous sont parvenues, suite à une excellente communication inédite sur la *Roquia* par le docteur Herbane Bélaid, lors d'un colloque de la SAP en 2009. Écoutons son précieux témoignage :

« *Tous les milieux sociaux s'adressent à la Roquia. Les malades atteints d'affections psychiatriques sont les plus nombreux à se livrer ou à être livrés à cette méthode de soins* (…) *Certains ont signalé des disparitions ou des améliorations d'eczéma, de verrues, de colopathies, de sciatalgies et de troubles subjectifs divers. Dans le domaine de la psychiatrie, une satisfaction relative se retrouve chez les névrotiques. Elle est spectaculaire clans certaines conversions mais demeure moindre dans les conduites phobiques, et éphémères dans les troubles obsessionnels et compulsifs.* »[45]

Des recherches plus récentes en Europe et en Amérique se penchent avec intérêt sur ce domaine. Des essais d'observation neurologiques étudient les corrélats neuronaux, et révèlent un rapport de congruence dans des situations extrêmes où la prégnance des représentations symboliques atténue les symptômes de détresse. La mise en évidence, par la sémiologie clinique, des processus pathologiques et de l'effet du spirituel sur leurs voies d'amélioration, sont repérés et observés à partir de l'activité intracérébrale. En neurosciences, l'exploration électrophysiologique montre que les représentations mentales opèrent des modifications au niveau du complexe amygdalien, qui constitue le socle neurologique des émotions. Autrement dit, le support neuronal participe à l'expression émotionnelle qui peut se traduire sur le plan

[45] Bélaid Herbane, in Journée de la Société Algérienne de Psychiatrie, Alger, 2009.

clinique par une labilité thymique. Le comportement expressif constitue un véritable rapport d'interlocution établi entre le cerveau et le corps. Ces investigations heuristiques sont d'un intérêt capital et participent à consolider l'hypothèse de l'ascendance du religieux dans la régulation de l'état psychique. Les progrès neuroscientifiques mettent ainsi à mal les fondements jusque-là inébranlables des certitudes neurobiologiques, hostiles à l'esprit clérical. Il n'est pas difficile aujourd'hui d'observer, lors des essais de neuro-imageries menés sur des personnes qui ont une croyance religieuse, qu'au moment où elles se mettent à prier, le support neuronal émotionnel tend à se réguler. En revanche, les personnes non croyantes mises sous observation dans les mêmes conditions, ne subissent pas au niveau de l'activité cérébrale, les mêmes variabilités émotionnelles. Un exemple intéressant est rapporté par Françoise Champion, sociologue des religions, qui éclaire nos propos :

Un *« essai a concerné soixante-deux patients musulmans souffrant d'un trouble d'anxiété généralisée ; ils ont été divisés en deux groupes randomisés : un premier groupe recevant un traitement classique avec une thérapie de soutien et des médicaments ; le second, les mêmes médicaments avec une psychothérapie « d'orientation religieuse, le patient priant et lisant certains versets du Coran présentant une pertinence par rapport à sa pathologie ». L'amélioration des symptômes anxieux fut beaucoup plus rapide dans ce second groupe. »*[46]

---

[46] « La nouvelle présence du religieux dans la psychiatrie contemporaine », par Françoise Champion, in Archives de sciences sociales de religion, juillet-septembre 2013.

CHAPITRE 10
PAROLE PRISONNIÈRE ET MARGINALISATION DE L'EXPÉRIENCE INDIVIDUELLE

La parole s'exprime rarement librement : elle est soit arrachée par la violence sous forme d'aveu, soit confisquée par la tutelle. Un paradoxe. Sa fonction est pourtant primordiale dans la communication. Le « moi » formalise la douleur mais requiert un « tu » à l'adresse duquel l'énonciation doit parvenir comme acte perlocutoire à visée informative et émotive. Quand on réalise l'ampleur de la dévastation subie par le patient, démis de la possibilité de parler et alors qu'est détruite en lui cette syntaxe de l'intériorité, on comprend mieux les échecs des tentatives thérapeutiques, dans l'institution psychiatrique et leurs effets inverses. La tragédie shakespearienne a sondé les secrets ontologiques des profondeurs du « moi », bien avant l'analyse freudienne. Ella a mis en avant cette cure parlante qui fonde les schèmes inconscients et aide à la structuration individuelle. La réplique de Macbeth colle bien à l'esprit de la parole entravée, et présente ainsi l'acte de dire : « *Donnez la parole à la douleur : le chagrin qui ne parle pas murmure au cœur gonflé l'injonction de se briser* ».[47]

La première mesure de stigmatisation à l'œuvre en psychiatrie est celle de l'injustice épistémique qui frappe les malades mentaux. La notion d'injustice est une perception de la différence développée par la philosophe britannique Miranda Fricker en 2007. Sous le titre, *Epistemic Injustice,* Oxford University Press. Elle montre dans cette contribution le rapport de l'épistémologie et de

---

[47] Shakespeare - Œuvres complètes, traduction Hugo, Pagnerre, 1866, tome 3, p.154.

la connaissance scientifique dans l'économie des pratiques humaines. On peut apprécier ce concept notamment dans la régulation de l'idéale éthique, entre certains professionnels de la santé et la société. En psychologie, les usagers n'ont pas la possibilité de produire un discours testimonial sur leur condition d'existence, leurs angoisses, leurs douleurs. Non point qu'ils en fussent incapables, mais la hiérarchie les en a démunis. Le discours est un savoir réservé à l'instance qui le produit. Comme nous l'avions signalé dans l'introduction générale, le statut social du médecin en Algérie a influencé négativement sa façon d'exercer son métier. Ainsi est censurée l'expression de la plainte du malade, son désir de témoigner de ses difficultés et de sa mal vie ; la censure est toujours en rapport avec le statut social. Cette réflexion ouvre la voie à la problématique fondamentale du témoignage, comme forme de récit de vie, dont l'importance est minorée par l'institution ; celle-ci étant supposée détenir le monopole des ressources épistémiques, dont la compétence relève des seuls professionnels de soins. Les processus interprétatifs dans l'approche pathologique sont conditionnés et orientés par la difficulté de l'émergence de la parole du sujet souffrant, victime du marquage social. Aujourd'hui encore, ce caractère infamant persiste et est entretenu par la doxa médicale. La parole, qui a du mal à se libérer, maintient le rapport de dominance du pouvoir médical qui exclut tout processus de coopération et d'interaction avec le malade : une oppression exercée à partir de l'étiquetage psychiatrique des porteurs de troubles. Pour bien montrer l'intérêt de la narration dans l'approche prophylactique et l'amélioration diagnostique, nous avons privilégié l'approche linguistique, afin d'étayer son importance thérapeutique ; ceci, par l'inclusion du sujet dans l'éclairage clinique souvent miné par le sanisme ambiant, forme sous-jacente de cette injustice épistémique.[48] Les conséquences de cette déconsidération pour la parole des usagers sont multiples, à commencer par le malade qui devient victime d'un système supposé l'aider à se rétablir. L'analyse interprétative, à partir de l'expérience phénoménologique dans les situations de confiscation de la parole au travers de récits dans la littérature, éclaire la psychiatrie sur l'intérêt de la participation du sujet dans le diagnostic de sa propre pathologie.

À ce propos, la pertinence de l'analyse de T. Todorov du conte des *Mille et une nuits* démontre combien la libération de la parole assure celle de son orateur et le préserve de la mort réelle ou symbolique. Confesser ses douleurs psychiques est une voie qui ouvre l'accès à la conscience cognitive, en permettant à la conscience émotionnelle réprimée d'émerger. Celle-ci met en évidence l'espace des non-dits, rend visible leur modélisation anxiogène et les traduit en symptômes. La grande littérature peut venir en aide aux approches psychopathologiques. Le spécialiste du soin mental peut en effet s'inspirer du roman psychologique, qui explore la vie intérieure des personnages de fiction, afin de tenter de comprendre la motivation de leurs actions, leurs passions et leurs états d'âme. « *Si tous les personnages ne cessent pas de raconter des histoires, c'est que cet acte a reçu une consécration suprême : raconter égale vivre. L'exemple le plus évident est celui de Chahrazade elle-même qui vit uniquement dans la mesure où elle peut continuer à raconter ; mais cette situation est répétée sans cesse à l'intérieur du conte* (…) *Le récit égale la vie ; l'absence*

[48] Rappelons que la psychophobie est une composante sociale qui a longtemps caractérisé les sociétés maghrébines. Aujourd'hui cette fâcheuse tendance s'est sensiblement émoussée. De nouvelles valeurs d'inspiration religieuse après les années 1980 y ont contribué.

de récit, la mort. Si Chahrazade ne trouve plus de contes à raconter, elle sera exécutée. »[49]

Je reprends un exemple célèbre et familier dans la littérature classique, que la critique a déjà présenté, pour retrouver cette intuition originelle et tenter de percer le secret de quelque énigme liée à la parole. Dans *Le malade imaginaire*, de Molière, Lucinde a perdu l'usage de la parole, car son père lui impose un mari qu'elle n'aime pas. Elle ne pouvait exprimer ce refus que par un langage métaphorisé, celui du silence et de la mutité. Le tâtonnement des médecins n'a abouti qu'à maintenir le personnage dans son mutisme, car ils ne comprennent pas le mystère de cette altération. Mais quand Lucinde eut retrouvé son amant Léandre, qui lui déclara ses sentiments et qu'elle aimait secrètement, elle recouvra aussitôt l'usage de la parole.

Dans le cadre d'expériences transculturelles, l'intérêt ethnopsychiatrique pour les systèmes thérapeutiques, montre combien la diversité culturelle et les références à l'altérité sont édifiantes et amènent à de meilleurs éclairages diagnostics. Thoby Nathan[50] nous rappelle cet

---

[49] Tzvetan Todorov. Poétique de la prose, suivi de Nouvelles recherches sur le récit. Paris, Seuil, 1980. Chapitre Les hommes-récits : les Mille et une nuits.

[50] « Je rappelle que l'ethnopsychiatrie en tant que discipline qui favorise les processus des attachements sociaux est née grâce aux travaux du Haïtien, le docteur Louis Price Mars (1906-2000) qui parla pour la première fois d'ethnopsychologie. Il est le fils du Dr. Jean Price Mars (1876-1969) qui a contribué à la théorie de la diaspora africaine et au panafricanisme culturel. Deux auteurs, père et fils, dont les travaux portent sur les méthodes historiques et comparatives du folklore et de la culture haïtienne. Production intellectuelle et réflexions qui ont influencé Georges Devereux et Thobie Nathan en France.
On peut également lire mon article sur la langue maternelle, in, Pensée plurielle, 2012, 1, 29, p. 143 à 148 : « Migration : langue, identité et pouvoir. »

exemple à propos de l'un ses patients sénégalais, atteint de folie par la pratique de la sorcellerie. Malgré les efforts du thérapeute et la mise en place d'une anamnèse habilement menée, cet Africain est demeuré aphasique. De toute évidence, la langue utilisée pour lui parler était le français, langue au demeurant, étrangère et hostile à son univers, accentuant sa méfiance envers ce corps étranger perçu comme une intrusion dans son intimité. On fit donc venir un traducteur s'exprimant dans sa langue. Sa présence libéra soudain la parole prisonnière de l'hostilité idiomatique de l'Autre. Au cours de séances d'écoute thérapeutique, cet Africain s'est senti mis en confiance dans l'assurance de ses pulsions secrètes, contenues dans l'abreuvoir maternel d'où jaillissent la singularité et ses signifiants. Ceci nous rappelle cette belle réflexion de Thomas Zsazs, psychiatre et philosophe hongrois, qui disait : « *Nous pourrions donc dire très simplement, et à mon avis à juste titre, que le malade mental s'exprime dans l'énigme du « symptôme psychiatrique », et que le psychiatre répond dans la contre-énigme du « diagnostic psychiatrique » et du « traitement psychiatrique.* »[51]

Dès lors, nous saisissons l'intérêt et la fonction de la parole comme symbolisation, représentation et expression du jeu complexe de la conduite humaine. Dans un contexte psychiatrique, l'innommable et l'indicible se traduisent par une conjoncture déficitaire, un accident généré circonstantiellement par l'épaisseur de la voûte qui occulte les cryptes impénétrables de nos consciences. Cette cartographie de l'inarticulé fournit le prétexte professionnel à une conceptualisation et une rationalisation dont la psychiatrie translate les effets en symptômes psychiatriques, en diagnostics puis en traitements psychiatriques, dans un même processus

[51] Le Mythe de la maladie mentale, Payot, 1975, préface.

thérapeutique comme s'il s'agissait d'une maladie corporelle.

CONCLUSION

Les neurosciences ont accompli des progrès spectaculaires dans la détermination des formes pathologiques. Mais les variations sémiologiques dans la typologie diagnostique ont plongé la recherche psychopathologique dans la brume des approximations et des incertitudes. L'éclairage heuristique, dans un élan précipité, s'est focalisé sur la pathologie bien moins que sur le malade, dont l'individualité, source d'enchevêtrements et d'entrelacs, nous met devant le vertige de l'incompréhension. En prenant l'exemple des maladies mentales et de leur traitement en Algérie, nous avons évalué l'incapacité abyssale de ces pourvoyeurs de soins, dans leur insuffisance et leurs limites, à apporter des solutions. Nous avons expliqué dans ce développement les barrières distantes qui séparent le médecin de son patient. L'autorité de l'un, dans l'expression d'une morgue hautaine et de la vanité de se croire doué de mérites, a plongé l'autre dans un rapport d'obéissance et d'assujettissement.

Cette recherche est le fruit de longs mois de travail, d'observations et de réflexions autour de la pratique médicale en Algérie. La conception de la médecine y suit la courbe d'une évolution sociologique caractérisée par une anomie généralisée. C'est un désarroi social et une régression individuelle des soignants qui ont miné la médecine et l'ont poussée vers le non-savoir et l'appât du gain, loin de la vocation et des aptitudes individuelles.

Aujourd'hui l'urgence est de doter les études médicales d'une assise scientifique capable de remailler la trame humaniste et les ressorts du mérite, deux facteurs qui devraient présider à l'exercice de la profession, en évitant de suivre la voie de l'ignominie mercantile qui a réduit le geste médical à un palliatif inefficace.

BIBLIOGRAPHIE

Aous, Rachid : « Le monde musulman et l'Europe, une histoire commune », Hermès 77/1 /2007

Benarab Abdelkader, *Colonialisme et résistance*, l'Harmattan, 2017

Benarab abelkader : « Migration : langue, identité et pouvoir » *Pensée plurielle*, 1/2012/29

Berthilier, Robert : « A la recherche de l'homme musulman » ERES, *Sud/Nord*, 1 /2007/22

Binswanger, Ludwig : *Introduction à l'analyse existentielle,* éd. De Minuit, 1971

Bizard, Frédéric : *Protection sociale, pour un nouveau modèle*, Dunod, 2017

Bourmaud, Philippe : « Les Grecs, les Arabes et nous. Enquête sur l'islamophobie savante » *Histoire et Missions Chrétiennes*, 14/2/2010

Canguilhem, Georges *: Le Normal et le pathologique*, PUF, 1966

Chibani, A : « Le système de santé algérien entre coruuption, privatisation et charlatanisme » *Orient* XXI, Avril 2019

Champion, Françoise : « La nouvelle présence du religieux dans la psychiatrie contemporaine », Archives des sciences sociales de religion, juillet-septembre 2013

Cheour, M ; Ellouze, F ; Zouari, A ; Louati, A ; Aboud, H : « Histoire de la stigmatisation des malades mentaux en Tunisie », L'information psychiatrique 2007/8/Vol.83

Cooper, David : *Psychiatrie et antipsychiatrie*, éd. Du Seuil, 1970

Durand, G ; Duplantie, A ; Laroche, Y ; Laudy, D : Histoire de l'éthique médicale et infirmière, Presses Universitaires de Montréal, 2000

Fedida, Pierre et Schotte, Jacques : *Psychiatrie et existence*, éd. Jacques Million, 2007

Fanon, F : Les Damnés de la terre, éd. De la Découverte et Syros, Paris, 2002

Fricker, Miranda (2007). *Epistemic Injustice : Power and the Ethics of Knowing*. Oxford : Oxford University Press

Gorini, R ; Baggieri, G ; Digiacomo, M : « Internement et traitement de la maladie mentale au Moyen Age islamiste : l'exemple des Bîmarîstans au Maroc et en Syrie, *Antropo* 7/99/104

Guelfi, J.D ; Boyer,S. Consoli, R : *Psychiatrie,* éd. Olivier-Martin, R, PUF, 2004

Herbane, Belaïd : « *La Roquia* », Colloque, Journée de la SAP, Alger, 2009

Longhi, Vivien : « Hippocrate a t-il inventé la médecine d'observation ? » *Cahiers des Mondes Anciens*, 11/2018

Leclerc, Lucien : *Histoire la médecine arabe*, Paris, Editeur, Ernest Leroux, 1876, 2 Volumes.

Moulay, Ahmed : *L'apport scientifique arabe, à travers les grandes figures de l'époque classique*, Unesco, 2004

Melanson, Steve : *Jung et la mystique*, thèse de doctorat, Université du Québec, Montréal, 2005

Porot, Antoine : *Annales* no 9, 1918

Razanajoa, C ; Posten, J : « La vie et l'œuvre psychiatrique de Fanon », *Nord/Sud*, 2007/1/22

Rillaer, Jacques Van : *Le livre noir de la psychanalyse*, collectif, éd. Les Arènes, 2005

Shakespeare : *Œuvres complètes*, trad. F-V Hugo, éd. Pagnerre, 1866

Thiry, A : « Young et la religion », *Nouvelle Revue Théologique*, 79/3/1957

Todorov, Tzvetan : *Poétique de la prose, suivi de nouvelles recherches sur le récit*, Paris, Seuil, 1980

Vergotte, Antoine : « Religion, pathologie, guérison », *Revue théologique de Louvain*, 26/1/1995

Zarifian, Edouard : *Les jardiniers de la folie,* éd. O. Jacob, 1988

Zsazs, Thomas : *Le mythe de la maladie mentale,* éd. Payot, 1975

Structures éditoriales du groupe L'Harmattan

L'Harmattan Italie
Via degli Artisti, 15
10124 Torino
harmattan.italia@gmail.com

L'Harmattan Hongrie
Kossuth l. u. 14-16.
1053 Budapest
harmattan@harmattan.hu

L'Harmattan Sénégal
10 VDN en face Mermoz
BP 45034 Dakar-Fann
senharmattan@gmail.com

L'Harmattan Cameroun
TSINGA/FECAFOOT
BP 11486 Yaoundé
inkoukam@gmail.com

L'Harmattan Burkina Faso
Achille Somé – tengnule@hotmail.fr

L'Harmattan Guinée
Almamya, rue KA 028 OKB Agency
BP 3470 Conakry
harmattanguinee@yahoo.fr

L'Harmattan RDC
185, avenue Nyangwe
Commune de Lingwala – Kinshasa
matangilamusadila@yahoo.fr

L'Harmattan Congo
67, boulevard Denis-Sassou-N'Guesso
BP 2874 Brazzaville
harmattan.congo@yahoo.fr

L'Harmattan Mali
ACI 2000 - Immeuble Mgr Jean Marie Cisse
Bureau 10
BP 145 Bamako-Mali
mali@harmattan.fr

L'Harmattan Togo
Djidjole – Lomé
Maison Amela
face EPP BATOME
ddamela@aol.com

L'Harmattan Côte d'Ivoire
Résidence Karl – Cité des Arts
Abidjan-Cocody
03 BP 1588 Abidjan
espace_harmattan.ci@hotmail.fr

Nos librairies en France

Librairie internationale
16, rue des Écoles
75005 Paris
librairie.internationale@harmattan.fr
01 40 46 79 11
www.librairieharmattan.com

Librairie des savoirs
21, rue des Écoles
75005 Paris
librairie.sh@harmattan.fr
01 46 34 13 71
www.librairieharmattansh.com

Librairie Le Lucernaire
53, rue Notre-Dame-des-Champs
75006 Paris
librairie@lucernaire.fr
01 42 22 67 13

www.ingramcontent.com/pod-product-compliance
Lightning Source LLC
LaVergne TN
LVHW051412061026
849535LV00009B/3490
* 9 7 8 2 3 4 3 2 3 2 5 5 3 *